U0141433

預防「失智症」的最強大腦解毒飲食法

吃對了不癡呆

本間良子　本間龍介

楓葉社

前言

「不想失智。」

應該沒有人想失智，對吧？

不過有資料指出，到了二〇二五年之後，日本的失智症患者將超過7百萬人，若是連同輕度認知功能障礙（MCI）都納入計算，每三位65歲以上的人，就有一位罹患失智症或有可能罹患失智症。

目前已知，失智症患者的大腦累積了很多「毒素」（例如β澱粉樣蛋白）。失智症可分成阿茲海默型失智症、血管性失智症及路易體失智症等類型，但無論是哪一種類型，目前都還沒有完全治癒的方法，沒辦法讓大腦恢復原本的狀態。

不過，我們從每天的診療之中發現，只要早期發現大腦累積了毒素，並努力替大腦解毒，就能讓大腦恢復正常。

一般認為，失智症這類老化症狀是由體內的發炎症狀引起，而抑制發炎症狀的是腎上腺，若長期承受沉重的壓力，腎上腺就會過勞，出現腎上腺疲勞的現象。

內文會進一步介紹腎上腺疲勞的相關內容，而在此要說明的是，當腎上腺過勞，大腦就會累積毒素，大腦功能就會衰退。

我們開設了日本首見的腎上腺疲勞門診，常有患者等了好久才來看診，我們也親身感受到許多人有腎上腺疲勞的問題。

從嘴巴進入身體的食物非常重要。我們總是跟患者說「進食才能活著」，只要能改善飲食內容與進食習慣這些與一切有關的基本習慣，就能消除腎上腺的疲勞，讓腎上腺恢復健康，也就能替大腦解毒。這也是失智與否的分水嶺。

本書也會介紹讓腎上腺恢復活力的進食習慣，以及讓腎上腺變得疲勞的飲食習慣，請大家多注意自己每天的飲食以及進食習慣，想辦法讓腎上腺保持活力，藉此替大腦解毒。

本間良子、本間龍介

吃對了不癡呆：預防失智症的最強大腦解毒飲食法　目次

PART 1

健康的腎上腺能替大腦解毒！

PART 2

讓腎上腺保持健康的飲食方式

PART 3

造成腎上腺疲勞的飲食方式

PART 4

替大腦解毒的健康祕訣

PART 1

健康的腎上腺能替大腦解毒！

大腦有累積毒素嗎？

●試著檢查自己的身體吧！

為什麼會罹患失智症？主要原因就是大腦累積了「毒素」。以阿茲海默型失智症為例，大腦累積了過多β澱粉樣蛋白，導致正常神經細胞壞死，大腦也跟著萎縮。一如前言所述，目前的預測資料指出，二〇二五年後，失智症患者將超過7百萬人，若是連同輕度認知功能障礙（ＭＣＩ）都納入計算，每三位65歲以上的人，就有一位罹患失智症或有可能罹患失智症。

◆自我檢測表　大腦開始累積毒素的徵兆

- □腸胃的狀況很差（胃炎、拉肚子、便祕、脹氣這類症狀）。
- □時常覺得很疲倦。從早上起床之後就覺得很疲勞。
- □無法熟睡。常在半夜醒過來。
- □喝咖啡或是吃甜食會暫時恢復活力。
- □很容易因為一些小事煩躁或是生氣。
- □感冒、瘀青、割傷好得很慢。
- □突然站起來會頭昏眼花，眼前一片漆黑。
- □女性的話，更年期障礙非常明顯（潮熱、肩膀僵硬、頭痛）。
- □心情總是低落，想不到快樂的事情。
- □沒來由地覺得不安。
- □性慾減退。
- □覺得皮膚的黑斑或皺紋增加。
- □到了下午反而活力滿滿。

首先讓我們透過第11頁的自我檢測表，檢查自己的身體狀況。

●打造不會在大腦累積毒素的身體

假設出現了前一頁自我檢測表之中的某項症狀，表示大腦很有可能已經累積了毒素。

β澱粉樣蛋白就像在大腦的黑斑。會在血管壁累積，讓血管無法正常發揮功能，造成輕度的腦中風或是腦出血，也會讓老舊廢物難以排除體外，是非常棘手的物質。

或許大家會覺得，既然知道β澱粉樣蛋白是造成失智症的凶手，那麼只要去除β澱粉樣蛋白，不就能治好失智症了嗎？但目前已知的是，**就算去除了β澱粉樣蛋白，也無法治好失智症**。

這是因為若沒有改善β澱粉樣蛋白不斷累積的症狀，不管去除再多的β澱粉樣蛋白，終究還是會累積，情況也不會好轉。

換句話說，**除了打造不會在大腦累積毒素的身體，還要替大腦解毒。**

●檢視日常生活並且替大腦解毒

比方說，有個小孩不太會收拾房間。就算父母親時不時替這個小孩整理房間，只要這個小孩沒兩下就把房間弄亂，房間也沒辦法保持乾淨對吧？反之，如果讓小孩培養房間變亂就立刻整理的習慣，就能讓房間隨時保持乾淨。

這種讓小孩保持房間乾淨的教育方式就是本書介紹的大腦解毒術，也就是不讓大腦累積毒素，以及替大腦解毒的方法，希望大家能透過這個方法預防失智症與改善體質，同時檢視自己每天的飲食生活。

總結

替大腦解毒的同時，打造不會在大腦累積毒素的身體！

腎上腺疲勞就會加速老化

●腎上腺是分泌各種荷爾蒙的重要臟器

想請大家將注意力轉向腎上腺這個臟器。腎上腺是位於左右兩側腎臟上方的三角形臟器，這個個頭不大的臟器負責生產與分泌各種荷爾蒙。若以和菓子的甜饅頭來比喻，包覆在外側的饅頭皮就是腎上腺皮質，負責生產皮質醇（後面會進一步介紹）與醛固酮這類荷爾蒙；饅頭內餡則相當於腎上腺髓質，這部分生產的是腎上腺素、多巴胺這類荷爾蒙。

◆腎上腺的位置

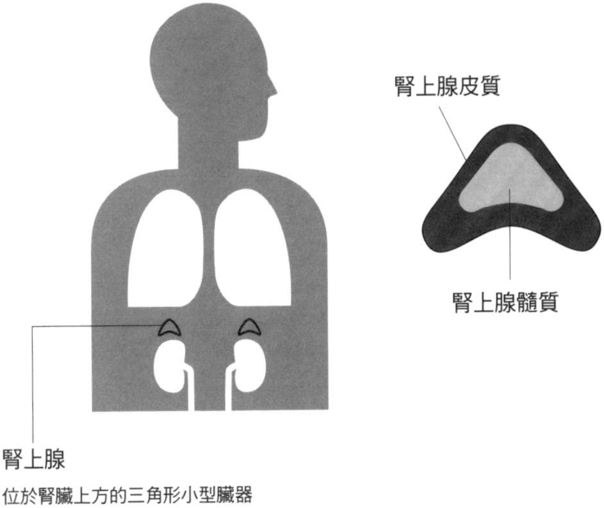

由腎上腺分泌的各種荷爾蒙主要具有下列效果：

對抗壓力

抑制身體發炎

調節血糖值或血壓

調節免疫功能

保持交感神經與副交感神經平衡

調節生理時鐘與睡眠規律

穩定精神

促進骨頭的代謝

光看到上述這些效果就不難明白，腎上腺對於人體來說，是多麼重要的臟器了吧！順帶一提，腎上腺的位置與名稱很容易讓人以為它與泌尿器官的腎臟是一對的，但是就功能而言，兩者沒有直接關係。

●腎上腺疲勞，身心就會出毛病

人體在承受各種壓力之後會發炎，能夠**抑制這種發炎症狀的就是腎上腺分泌的皮質醇**，不過，皮質醇的分泌量有限，無法超出腎上腺的容量。

這意味著，如果長時間承受沉重的壓力，皮質醇就會供不應求，導致腎上腺為了分泌足夠的皮質醇而疲於奔命，這種狀態就稱為腎上腺疲勞。

一旦腎上腺太過疲勞，就無法抑制發炎症狀，身體會因此加速老化或是出現各種毛病。反之，皮質醇的分泌量過多，也會讓身體出毛病（後面將進一步介紹），所以重點在於維持適當的分泌量。腎上腺疲勞的主要症狀如下：

①睡眠變淺，睡不著

皮質醇的分泌量會在凌晨4～6點增加，上午8點達到巔峰，然後慢慢減

少，直到晚上為止。如果因為腎上腺疲勞導致這個循環出問題，就會影響睡眠。

②身體疲勞，陷入憂鬱

當腎上腺疲勞，抗壓力就會下降，有時候還會讓人陷入抑鬱。

③出現便祕或是拉肚子這類症狀

當皮質醇的分泌量因為腎上腺疲勞而不足，胃腸黏膜的修復速度就會變慢，胃腸也會一直疼痛，進而出現便祕、拉肚子、脹氣這類症狀。

除了上述的症狀之外，皮膚乾燥、鬆垮、頭髮變得毛躁、文明病、骨質疏鬆症有時也與腎上腺疲勞有關。

總結

腎上腺疲勞，身心就會出毛病。

沉重的壓力會造成腦霧

●心理壓力會造成海馬迴損傷

腎上腺的狀態也會影響大腦。

比方說，**長期承受沉重的精神壓力會導致腎上腺大量分泌皮質醇，如此一來，大腦的「海馬迴」就有可能會受傷**。

「海馬迴」是暫時保存資訊的位置。

一旦這裡受傷，短期記憶力與思考能力就會衰退。

具體來說，會出現想不起剛剛發生什麼事情，或是無法徹底了解書中內容這類症狀。

這種症狀就是大腦（brain）被一層霧（fog）籠罩的狀態，一般稱之為腦霧。**與失智症不同的是，任何年齡層都有可能出現腦霧這種症狀，年輕人當然也不會是例外。**

忙得不可開交或是遇到悲痛萬分的事件，都有可能讓局部的記憶消失，而這也算是腦霧的一種。

除了上述的情況之外，腎上腺疲勞還會導致性荷爾蒙的分泌量減少，此時若出現更年期障礙，認知功能就有可能衰退。

總結

突然大量分泌的皮質醇會讓海馬迴受傷，導致部分記憶消失。

壓力與老化的細胞會讓身體慢性發炎

●發炎就是身體正在與外來的敵人對抗

接著讓我們進一步認識發炎是怎麼一回事吧！

發炎是身體為了抵擋異物所產生的防衛反應，只要細菌或病毒入侵，身體就會產生這種反應，所以不是疾病，而是保護身體，讓身體恢復原狀的免疫機制。

換言之，與細菌、病毒這類外敵作戰的狀態就稱為發炎。這就像是外敵入侵體內之後，在身體各處放火，而身體不斷地滅火的狀態。

發炎反應的種類很多，例如起紅疹、發燒、腫脹或身體某處隱隱作痛，所以感冒發燒、被蚊子咬而腫起來、傷口隱隱作痛等都屬於發炎反應。

●老化細胞也會導致身體慢性發炎

如果打倒外敵（所有火災都熄滅）後發炎反應就立刻結束，那就太理想了。但有時外敵已經消失，發炎反應卻遲遲不消退。前面提過，細菌或病毒是引起發炎反應的凶手，但平日的飲食生活、壓力、抽菸也都有可能是造成發炎反應的原因（燃料），讓身體一直處在到處失火的狀態，這就稱為慢性發炎症狀。

此外，人體的細胞會在分裂50～60次後死亡，但瀕臨死亡的老化細胞會釋放造成發炎的物質。目前已知老化細胞是讓身體陷入慢性發炎的原因之一。

總結

發炎是保護身體的反應，但身體有可能一直發炎。

皮質醇也是導致腸道慢性發炎的原因

●抑制發炎症狀的皮質醇居然是讓身體出毛病的凶手？

腎上腺分泌的皮質醇能夠抑制發炎、調節免疫功能、對抗壓力、促進肌肉的蛋白質代謝、加速脂肪的分解與代謝，是非常重要的荷爾蒙，也因此被稱為「壓力荷爾蒙」。

不過，當我們的身心承受巨大的壓力，導致皮質醇大量分泌時，又會衍生其他的問題。

一如前述，皮質醇分泌不足或是過多，都會造成身體出現各種不適症狀。比方說，**當皮質醇因為身體承受壓力而大量分泌，腸道就會出現慢性發炎的症狀**。

人體是由大量的細胞所組成，位於腸道內側的腸壁當然也是由細胞所組成，而細胞與細胞之間則以封閉小帶緊密連接。當皮質醇過度分泌，引起了慢性發炎的症狀，連接細胞的封閉小帶就會變鬆，被當成糞便排出的毒素便會從這個縫隙流入血管。

反之，當身體各處產生了發炎症狀，而皮質醇的分泌量不足以抑制這些發炎症狀時，腸道就會慢性發炎，進而導致封閉小帶變鬆，毒素也會流入血管。

這種症狀就稱為**腸漏症**。

總結

皮質醇的分泌量若是失衡就會引起腸漏症。

讓大腦累積毒素的飲食生活是造成腦漏症的凶手

●廢物從大腦的血管入侵大腦組織

前面提過，當腸壁細胞的封閉小帶變鬆，毒素就會流入血液，而這種症狀又稱為腸漏症，然而有腸漏症的人也很可能出現腦漏症。

在物質從大腦的血管進入大腦組織之前，通常都會先經過血腦屏障這個濾網嚴格過濾，避免多餘的物質進入大腦。

不過，**當血腦屏障細胞的封閉小帶變鬆，血液之中的有害物質（毒素）就會**

流入大腦組織，這就稱為**腦漏症**。

●為什麼會出現腦漏症？

出現腦漏症的原因如下：

- **小腸發炎，腸道的狀態變差。**
- **攝取麩質含量過高的食物。**
- **過度攝取加工食品**
- **血糖值一直維持在高檔。**
- **長期承受壓力。**
- **睡眠長期不足。**
- **平日就過度攝取酒精。**
- **組織胺過剩。**

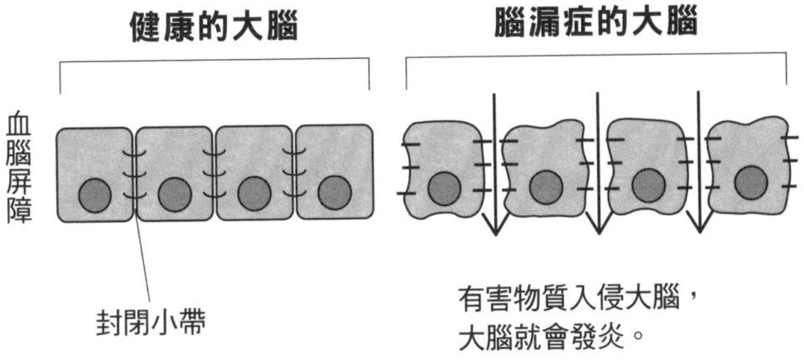

・常常攝取毒素。
・常常攝取真菌毒素。

麩質與加工食品的問題會在PART 2、PART 3進一步介紹，但這兩種食物都會讓腸道變得不健康。

此外，加工食品通常含有大量的麩胺酸，一旦出現腦漏症，這種本來不該進入大腦的麩胺酸就會從細胞與細胞之間的縫細滲入大腦組織。

再者，血糖值長期維持在高檔，會讓細胞膜發炎，導致腸道環境變糟，血管也會受傷，所以一定要控制糖分的攝取量。

●沉重的壓力會導致慢性發炎與腎上腺疲勞這類症狀

前面提過，沉重的壓力會導致皮質醇大量分泌，進而引起慢性發炎或是腎上腺疲勞的症狀。

至於睡眠的部分，如果長期睡眠不足，體內的系統就無法保持平衡，受傷的黏膜也無法修復，這部分會在PART 4進一步說明。此外，如果常常攝取酒精，連接細胞的封閉小帶也會因此受傷。

至於組織胺的部分，應該有不少人因為抗過敏藥物的抗組織胺效果而聽過這個名詞，如果過度服用抗過敏藥物，也有可能引起腦漏症。

就結論而言，**沉重的壓力、腸道受傷、讓毒素在大腦累積的飲食生活都是造成腦漏症的原因**。PART 2之後的章節也將針對飲食生活進一步說明。

總結

沉重的壓力、腸道受傷、讓毒素在大腦累積的飲食生活都是造成腦漏症的原因。

不要讓造成大腦發炎的β澱粉樣蛋白囤積！

●大腦長期發炎，就會累積一堆廢物

一般認為，**於大腦內部產生的β澱粉樣蛋白，是讓大腦慢性發炎的原因之一**。

就算是健康的人，大腦也有β澱粉樣蛋白，但是這些β澱粉樣蛋白通常會很快地分解與排出。不過，當β澱粉樣蛋白變得異常巨大，就很難正常分解與排出，也會一直留在大腦裡面。

久而久之，大腦就會出現輕微慢性發炎的症狀，導致磷酸化濤蛋白這種廢物在腦神經細胞之中累積，使腦神經細胞衰亡、大腦開始萎縮。當這種情況逐漸惡化，就會出現阿茲海默失智症這類具代表性的失智症。

●讓皮質醇正常分泌非常重要

我們除了要避免β澱粉樣蛋白這類有害物質囤積，也要打造讓這類毒素迅速排出的體質。為此，必須讓腎上腺正常運作，讓皮質醇正常分泌，藉此抑制發炎反應。

換言之，**讓腎上腺保持健康，就能避免大腦慢性發炎，也就能預防失智症**。

總結

讓腎上腺保持健康，就能預防大腦慢性發炎！

調整飲食與生活習慣，就能消除腎上腺疲勞

●從學生時代開始就容易覺得疲勞，某天早上還無法起床

在此要介紹我本人（本間龍介）的親身經歷。其實我曾經因為腎上腺疲勞而身體出毛病，還好之後得以恢復健康。我從嬰幼兒時期就有嬰兒皮膚溼疹、嬰兒異位性皮膚炎的問題，小學的時候，出現了支氣管哮喘的症狀，過了青春期之後，又罹患了花粉症，可說是隨著年紀增長，過敏症狀陸陸續續找上門來。雖然在念醫學院的時候，進入了美式足球社團，但不知道是不是因為醫學部的實習與

實驗實在太多，當時的我覺得自己很容易疲勞，每次放假都整個人沮喪地癱在家裡。我與妻子良子是在念醫學院的時候認識的。

就算後來當上醫師，也是每天忙到快累死，放假都是一整天都昏死在床上。假期結束後，也得搾出最後的一滴力量才能去上班。

在結婚與當上醫師幾年後，我開始覺得早上起床時，身體累得動不了，沒辦法自己下床。在妻子攙扶之下，我去了醫院，接受了檢查，卻找不到任何毛病，於是便被診斷為憂鬱症，可是就算我吃了抗憂鬱藥物，情況也未見改善。

幾年後，我的身體越來越糟，不管是上廁所還是吃飯，都沒辦法好好坐著。儘管我留職停薪，住院治療，卻還是找不到任何毛病，最終，連精神也出了毛病，一波又一波的絕望感不斷地襲來。

●知道有腎上腺疲勞這種疾病的存在

就在這痛苦又絕望的日子裡，我的妻子不斷地試著找出我的病因與治療方式，也不斷地在網路閱讀相關的醫學論文，後來找到美國醫師詹姆斯．威爾森（James L. Wilson）所寫的《Adrenal Fatigue》，Adrenal是腎上腺，Fatigue則是疲勞的意思，我們總算知道了「腎上腺疲勞」這個概念。

接著我們又在這本書的封面看到「總覺得莫名疲勞嗎？」「早上很難起床嗎？」「明明很累，卻睡不著嗎？」這些症狀，我也因為有這些症狀而覺得自己很有可能就是腎上腺疲勞。

在我購買了檢查試劑，進行唾液檢查之後，發現唾液的皮質醇含量非常低，也確定自己就是腎上腺疲勞，所以便參考威爾森博士的著作，調整生活習慣與飲食習慣，也透過營養補充品補充攝取不足的營養。過了幾個月之後，身體狀況有了顯著的改善，慢慢地能正常地活動，也比較不會覺得很疲勞，心情也不再沮喪。

●在美國進一步了解腎上腺疲勞

之後，我跟妻子便為了參加威爾森博士的講座而飛到美國，直接向博士學習各種與腎上腺疲勞有關的知識。後來我們才知道，威爾森博士之前也有腎上腺疲勞的問題。我忘不了他總是溫柔地鼓勵著我，之後也多次前往美國，一邊治療自己，一邊向博士學習更多有關腎上腺疲勞的事情。

在我調整飲食與生活習慣，努力治療腎上腺疲勞的幾年之後，身體明顯好轉，就算偶有身體不適，還是能快速康復，所以心情也變得十分積極樂觀。

如此說來，我自己就是透過調整飲食與生活習慣，消除腎上腺疲勞的實例。

在這些親身經歷以及進一步了解腎上腺疲勞之後，我便明白**讓腎上腺保持健康，就能讓大腦解毒**，於是我們夫婦便決定幫助那些被腎上腺疲勞折磨的患者。

總結

讓腎上腺保持健康，就能讓大腦解毒。

消除腎上腺疲勞，改善健忘的症狀！

我們夫婦倆創立了Square Clinic診所，設立了日本首見的腎上腺疲勞門診。

接下來為大家介紹之前治療過的病例。

【病例1】健忘的症狀明顯改善！（A先生，60幾歲）

A先生退休後，健忘的症狀越來越嚴重，同樣的事情會說好幾遍，讓他的家人擔心A先生是不是罹患了失智症。

其實A先生的妻子曾為了治療腎上腺疲勞而來到本診所接受治療，所以A先生也與他的妻子一樣，採用本書PART 2介紹的飲食，也來到本診所接受同樣的治療。

漸漸地，A先生的思緒變得越來越清晰，同一件事情重覆說好幾遍的症狀也消失了，最終變得非常健康，也更願意外出，他的家人也不再需要擔心他是否罹患了失智症。

【病例2】想起某些詞彙，開始學習社交舞！（B小姐，80幾歲）

到了80幾歲之後，B小姐的記憶力開始衰退，常常想不起來別人的名字或是某個單字，對話時，也常常以「這個」、「那個」代替自己想說的東西。B小姐本來是很愛交際的人，卻因為這樣而越來越不愛出門。她的小孩很擔心她罹患失智症，便把B小姐帶來本診所。

問診之後，我發現B小姐的飲食不太正常，也有很嚴重的便祕問題，便幫助她改善飲食。慢慢地，她能想到更多單字，還參加了社交舞的聚會，找回那個喜歡交際的自己。

保護腸道，讓腎上腺保持健康，就能讓大腦解毒

前面已經提過腎上腺疲勞、荷爾蒙與大腦解毒的關聯性，而要讓大腦解毒，總括來說，有下列三個重點：

●讓大腦解毒的三個重點

①盡可能不要讓那些造成身體負擔、對大腦造成不良影響的毒素進入體內

②盡快排出體內的毒素

③盡可能攝取對身體有益的營養素

◆讓大腦解毒的重貫

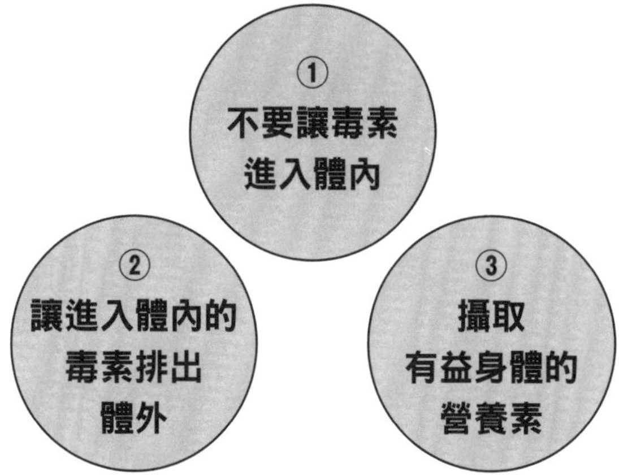
①
不要讓毒素
進入體內
②
讓進入體內的
毒素排出
體外
③
攝取
有益身體的
營養素

其中**①「不要讓毒素進入體內」尤其重要，只要每天自我提醒，就能讓身體的負擔減少。**由於不需要購買特別的藥物或是營養補充品，所以不需要花錢，隨時都能立刻實踐。我有許多患者只實踐了這點，症狀就得到明顯的改善。

由於我們不太可能只在家裡吃飯，所以很難避開毒素，因此**②「打造能迅速排出毒素的體質」也非常重要**，這就像是前面提到的比喻，也就是讓小孩養成打掃房間的習慣。

不讓有害物質進入體內，讓體內的有害物質迅速排出後若能做到③「積極攝取有益身體的營養素」，就能慢慢改善腎上腺疲勞的症狀。

●透過腸道治療大腦是現代醫學的趨勢

近年來，腸道保養變成耳熟能詳的詞彙。主要的概念是增加腸道好菌，調整腸道環境，**這與前述不要攝取毒素、排出毒素以及攝取有益身體的營養等消除腎上腺疲勞的方法，可說是不謀而合**。

只要能讓腸道保持健康，腸道就不會出現慢性發炎以及腸漏症的問題，進而得以預防腦漏症的問題，因為毒素都是從腸道進入身體的。一如腸腦軸線（大腦與腦腸道的關聯性）這種說法，**大腦與腸道可說是息息相關，「從腸道治療大腦」更是近代醫學的趨勢**。要修復大腦，就要先修復腸道，希望各位讀者把這個概念先記起來，而大腦與腸道之間的橋梁就是腎上腺，腎上腺分泌的皮質醇也與大腦、腸道的關係密切。

●保護接觸外部的腸道非常重要

我們都知道腸道位於體內，但是腸道會接觸食物、飲料這類來自外部的東西，再從中吸收營養與水分。換言之，腸道是直接接觸外部的臟器。

說得更精準一點，嘴巴到肛門的構造就像是一條水管，如果水管出現破洞就會漏水，無法正常發揮功能，而腸道的黏膜若是受傷，就會發生腸漏症，身體當然就會出毛病。因此，**盡可能不要攝取那些會傷害腸道的有害物質，讓腸道黏膜的狀況保持正常，就能讓身體保持健康**。

為了調整腸道的狀況，讓腎上腺保持健康，以及讓大腦徹底解毒，就讓我們從今天開始，檢視自己的飲食習慣吧。

總結

不攝取毒素、排出毒素、攝取有益物質，打造健康的飲食生活吧！

專欄

何謂壓力三要素？

說起壓力，大多數人都會想到精神、心理層面的壓力，但其實壓力包含生理壓力、環境壓力與心理壓力這三大要素，這三大要素都是造成腎上腺疲勞的原因。由於現代社會十分複雜，所以我們總是同時承受著這些壓力。

◆生理壓力

不斷累積的疲勞、睡眠不足或是其他與生理有關的疲勞都是壓力來源之一。

◆環境壓力

大氣汙染這類從嘴巴、鼻子、皮膚吸收的汙染都是壓力來源之一。

◆心理壓力

人際關係、工作、生活狀況這類讓人覺得不舒服的因素都是心理壓力之一。

PART 2

讓腎上腺保持健康的飲食方式

充分攝取蛋白質與脂質

●多攝取製造荷爾蒙的食材

皮質醇是於早晨旺盛分泌的荷爾蒙，但是當腎上腺無法正常運作時，就無法於早晨分泌足夠的皮質醇，我們也會從一大早就覺得自己欲振乏力，而且腸道的消化與吸收功能也通常會跟著衰退。

若要讓皮質醇正常分泌，**就必須在早餐、午餐、晚餐多攝取能製造荷爾蒙與身體組織的蛋白質及脂質**。雖然作為能量來源的碳水化合物也很重要，但建議大家盡可能在每一餐搭配肉類與新鮮蔬菜。

●不攝取蛋白質，會造成身體的負擔

如果蛋白質的攝取量不足，全身就會出毛病，比方說，頭髮、皮膚、肌肉、骨頭都是由蛋白質所組成，製造這些部位的原料就會跟著不足。與代謝有關的酵素也都是由蛋白質製造，若**蛋白質的攝取量不足，脂肪就無法充分燃燒，導致水分代謝變慢，負責替身體解毒的肝臟與腎臟也無法正常運作**。

不過，有腎上腺疲勞問題的人有可能會因為腸道功能衰退，無法從一大早就攝取肉類或是蔬菜，所以建議這樣的人先從少量開始攝取，以及將食物烹調成較容易入口的形態再享用。

總結

早餐、中餐、晚餐都從肉類與蔬菜充分攝取蛋白質與脂質。

和食是最理想的飲食形態

●切換成以和食為主的生活模式

最能照顧腎上腺的飲食形態就是和食。

日本從古至今傳承的和食文化是世界公認的理想飲食形態，甚至還被聯合國教科文組織收錄為世界無形文化遺產，而且和食**非常美味健康，所以強烈建議大家切換成以和食為主的飲食習慣**。

後面會提到的是，**當我們的飲食以和食為主，就能將小麥製品、乳製品及白**

砂糖這類有害身體的毒素降至最低，有益於腎上腺健康、替大腦解毒。除了避免攝取這類有害物質之外，切換成以和食為主的生活型態，還能盡可能攝取有益身體的營養。

話說回來，如今日本人的餐桌已擺滿各式各樣的西式餐點，許多人的早餐也選擇麵包，我們很常吃到加了白砂糖的食品，所以有些人可能會覺得戒掉（大幅減少）西式餐點是件非常困難的事情。

不過，若是知道和食能有效改善腎上腺疲勞，找回健康的身體，也能預防失智症以及改善輕度認知功能障礙的話，應該就會覺得試著挑戰以和食為主的生活很有意義。之後會為大家提出各種飲食相關的建議。

●重新認知和食的價值

和食的優點之一就是三菜一湯這種組合，也就是**主食（例如白飯）、主菜（例如肉類、魚類）、配菜（例如蔬菜料理）以及湯品（例如味噌湯）這種基本組合，**

而且可透過不同的食材組成多彩多姿的菜色。

每餐都選擇三菜一湯的模式，就能在一餐之內從各種大自然的食材攝取多種營養。日本是充滿山珍海味、食材豐富的國家，可透過煎煮炒炸的方式，讓同一種食材變化出不同的味道。

順帶一提，環繞在日本四周的大海是全世界罕見的理想漁場，只是許多日本人對此覺得稀鬆平常，甚至人在福中不知福。其實能夠吃到各種不同海鮮的國家在全世界實屬罕見，所以當然強烈建議大家多攝取這些來自大自然的營養，徹底維持健康。

●先試著挑戰兩週的和食生活

日本有許多發酵食物，比方說味噌、醬油、納豆、米糠醃漬的醬菜，這些都是健康的食材，能幫助我們攝取植物性乳酸菌，調整腸道環境。

後面會提到，DHA、EPA這類魚肉之中的Omega-3脂肪酸能預防動脈硬化與減少膽固醇。我們越了解和食，越能明白和食是百利而無一害的飲食模式。

聽到這裡，大家覺得怎麼樣呢？是不是越來越想試試和食了呢？其實從古至今傳承的和食本來就是最適合日本人體質的飲食模式。希望大家在看了本書之後，**能試著挑戰兩週的和食生活**，應該會發現自己的身體有一些變化才對。

總結

切換成營養價值較高，又能促進健康的和食生活吧！

最推薦的是薑汁燒肉定食

●薑汁燒肉定食是完美的健康菜色

之前在PART 2的開頭建議大家每餐充分攝取蛋白質與脂質，因為這些都是荷爾蒙與身體組織的原料。能讓我們充分攝取這兩種營養素的理想料理就是**豬肉薑汁燒肉**，這道料理還富含維生素B群與礦物質。此外，生薑能讓身體暖和起來，讓腸胃的狀況恢復正常，稱之為完美的肉類料理也不為過。

薑汁燒肉的烹調方式很簡單。首先**在平底鍋淋一層薄薄的油，接著放入豬肉**

煎到稍微變色後，倒入以等比例生薑、味醂、酒、醬油調成的調味料，稍微拌炒一下就大功告成了。由於只需要炒到豬肉剛好變熟，算是低門檻的料理。

此外，也可以搭配以蔬菜、肉類煮成的湯品。湯品可以一次多煮一點，放在冰箱保存之後再慢慢喝完就好。我家（本間家）的餐桌常出現薑汁燒肉與蔬菜豬肉湯這種薑汁燒肉定食。前一節建議大家切換成以和食為主的飲食生活，而**薑汁燒肉定食就是非常理想的和食，營養也非常均衡，建議大家放進每日三餐之中。**

或許有些人會以為，所謂以和食為主就只能吃烤魚、燉魚或是涼拌青菜，但其實只要花點心思，就能變出多種菜色，還請大家享受這個過程，同時切換成以和食為主的飲食生活。

●不愛吃肉的人可以改吃大豆食品

雖然建議大家早餐吃肉，但有些人應該不太能接受這種飲食習慣，或是本來就不吃肉。如果您也是這樣，那麼可以多吃豆腐這類大豆製成的食品。眾所周知，大豆的蛋白質含量非常豐富，甚至被喻為「田裡的肉」，所以多攝取不同的大豆食品，就能攝取與薑汁燒肉定食相同的營養素。

除了豆腐，大豆食品還包含納豆、毛豆、生豆皮、炸豆皮、油豆腐、高野豆腐、豆渣、黃豆粉、味噌及醬油這類食品，光是這些食品就能煮出各種料理，若是再搭配其他蔬菜，就能讓餐桌變得更豐富。希望大家能多花一點心思，利用富含蛋白質的大豆煮出各種健康料理。

●根據自己的生理節奏與體質攝取適當的食物

不過，有腎臟功能問題的人可能被醫生告誡，不能攝取太多蛋白質。如果您有類似的問題，建議參考後面的內容，試著調整成適合自己的菜色。再怎麼說，利用適合自己體質的食物維持健康是最大的前提。

若要討論體質適合與否的問題，必須跟大家說，**不一定非得堅持一天吃三餐**。其實有些人一天只吃兩餐，有些人卻一天吃五餐。每個人的情況都不同，所以建議大家觀察自己的身體狀況，在合理的範圍內找到適合的飲食模式。

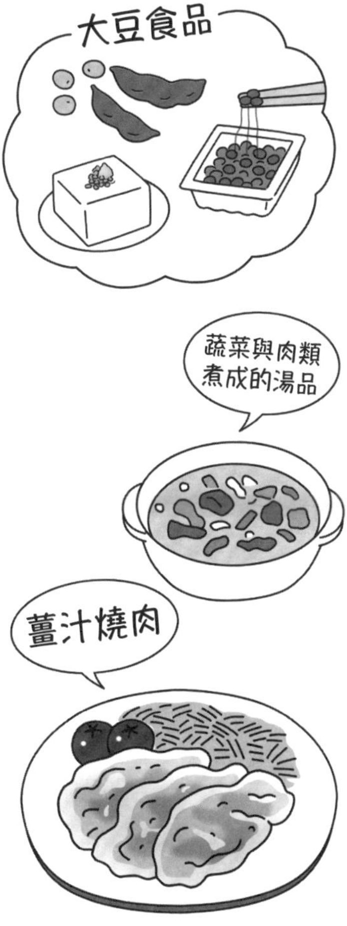

總結

透過薑汁燒肉定食與大豆食品充分攝取蛋白質。

試著切換成無麩質飲食

●盡可能不要攝取麵粉、乳製品與砂糖

接下來要進入稍微嚴肅的話題。要想改善腎上腺疲勞，打造阻止毒素進入大腦的身體，就必須遵守下列三個原則。

1 切換成無麩質飲食

↓盡可能不攝取麩質（小麥的蛋白質）

2 切換成無酪蛋白飲食

↓盡可能不攝取酪蛋白（乳製品的蛋白質）

3 切換成無糖飲食

↓盡可能不吃甜食（不攝取醣類，尤其是白砂糖）

許多食品都含有麵粉、乳製品與砂糖，當大家聽到要盡可能避免攝取這些成分時，或許會覺得「這怎麼可能？」，但之所以如此建議大家，背後都是有理由的，接下來就為大家一一說明。

●小麥會讓念珠菌增生

人體有各種常在菌寄生，其中一種是念珠菌這種黴菌。念珠菌常與病名一起出現，所以有些人在聽到念珠菌是常在菌時會大吃一驚，但就算是健康的人，皮膚、嘴巴、消化道都有念珠菌，只要腸道的好菌與壞菌保持平衡，念珠菌就不會為非作歹。

不過，**當腸道的壞菌因為我們的飲食不正常或是疲勞而取得優勢，念珠菌就會增生，導致腸道中的黴菌增加**，身體的免疫系統就會為了抑制黴菌增生而啟動。這雖然算是自我治癒的一環，但是腸道卻會因此被免疫系統攻擊而受傷，也就無法正常吸收營養，進而出現便祕或是拉肚子的症狀。

不好意思，這段前提說得太長了，簡單來說，小麥是念珠菌的糧食，換言之，**當壞菌取得優勢，念珠菌的數量增加，我們卻還常常攝取小麥製品，就會讓念珠菌繼續增生**。

●歐美國家很重視無麩質飲食

此外，小麥的蛋白質（麩質）也含有穀嗎啡這種與嗎啡相似的化合物，也就是一種毒品。其一旦進入大腦，就會讓人覺得幸福、陷入小麥中毒症，出現越吃越想吃的症狀。**如果長期攝取麩質，就會出現腦袋放空，精神渙散的症狀**。

小麥也含有麥醇溶蛋白這種蛋白質。麥醇溶蛋白會引起嬰兒的小麥過敏，以及運動誘發性的小麥過敏症狀。所謂運動誘發性的小麥過敏症狀是指，在攝取小麥製品之後的1～2小時運動，結果血壓下降、昏倒，或是臉部局部紅腫，喘不過氣的症狀。麥醇溶蛋白也會對大腦細胞或是讓血腦屏障正常運作的細胞造成影響，進而讓身體發炎。

這意味著，**小麥含有許多對人體有害的蛋白質**。近年來，歐美國家掀起了一波無麩質飲食的風潮，也有許多標榜無麩質的食品上市，希望無麩質飲食這個概念能在日本進一步普及。

總結

了解小麥的問題，試著切換成無麩質飲食。

慢慢地擺脫小麥

●不會對身心造成負擔，慢慢擺脫小麥的方法

一直以來，我都建議大家先試著讓自己過一週無麩質飲食的生活，如果可行的話，可試著持續三週看看。但是對於首次挑戰無麩質飲食的人來說，恐怕很難付諸實行，因此我想請大家參考下列的祕訣，慢慢地習慣無麩質飲食。

1 先試一週看看

試著以一週無麩質飲食為目標，建議先買齊無麩質食材再規劃一週菜單。

2 可以忽略無傷大雅的小麥

雖然天婦羅或是炸雞的麵衣都含有少量的麵粉，但其實攝取這些麵粉也無妨，要避免的只有利用麵粉製作的麵包、蛋糕、甜甜圈這類大量麵粉。

3 試著應用替代品

可以盡情地吃無麩質食材製作的義大利麵、拉麵或米粉製作的麵包。

4 只有平日試著擺脫小麥

只在星期一～星期五這段期間擺脫小麥，至於六日則放寬限制，讓自己吃點麵粉製品。讓自己稍微喘口氣，應該就比較容易持之以恆。

5 記錄症狀的變化

記錄擺脫小麥後身體出現的變化，有助於繼續挑戰擺脫小麥的飲食生活。

總結

不要勉強自己，利用不會造成負擔的方式挑戰擺脫小麥的飲食生活。

盡可能避開酪蛋白

●乳製品也有一些需要注意的負面影響

酪蛋白就是乳製品的蛋白質。一般認為，牛奶、起司、優酪乳或是其他的乳製品都對身體有益，但其實這類乳製品也有一些需要特別注意的負面影響。

其實酪蛋白一直都是引起過敏症狀的因子（allergen＝過敏原），有些資料指出，酪蛋白與花粉症或是異位性皮膚炎有關。

一旦過敏，負責調整免疫功能的腎上腺就會承受更多負擔，而原本就有腎上

腺疲勞的人就會出現更多、更嚴重的身體不適症狀。

此外，乳製品也含有大量乳糖（lactose），這種乳糖雖然會被小腸分泌的乳糖酶分解，但是當乳糖酶分泌不足時，就會出現乳糖不耐症，也就是會出現消化不良、腹痛、拉肚子這類症狀。許多日本人之所以一喝牛奶就會肚子痛，在於體內沒有分解乳糖的酵素，無法順利消化牛奶。一旦吃壞肚子，小腸就會承受更多負擔，腎上腺當然也會跟著疲勞。

這意味著對於有**腎上腺疲勞症狀的人來說，乳製品是絕對不推薦的食品。**

要讓腎上腺保持健康，就要盡可能選擇零酪蛋白的食品。

●攝取酪蛋白，葉酸的吸收率就會變差

酪蛋白的另一個缺點，就是會阻礙葉酸這種大腦非常需要的營養素吸收。

葉酸是一種常見於小松菜、綠花椰菜這類黃綠色蔬菜的維生素B群，通常蘊藏於葉子，很適合懷孕初期的孕婦攝取，因為日本的厚生勞動省指出，葉酸能有

效降低嬰兒罹患神經管缺損的風險。

葉酸的作用是代謝大腦神經傳導物質，是神經的發展與成長不可或缺的維生素，而且還能預防癌症、促進荷爾蒙形成、幫助肝臟解毒，啟動或關閉遺傳基因的開關，具有許多重要的功能，所以除了孕婦之外，也是所有人都該積極攝取的維生素。

●零酪蛋白的飲食習慣有益大腦

話說回來，透過乳製品攝取酪蛋白之後，體內就會產生葉酸受體自我抗體這種棘手的物質。

照理說，葉酸是與葉酸受體結合，再從血液進入大腦，但是當酪蛋白進入體內，產生了葉酸受體自我抗體後，這種自我抗體就會阻礙葉酸與葉酸受體結合，葉酸也就無法送到大腦。

葉酸的攝取量不足會導致大腦神經傳導物質無法正常代謝，進而出現腦霧、

集中力下滑的症狀，記憶力、精神、動力也有可能因此衰退。

其實目前已有許多戒掉所有的乳製品，讓身體攝取足量的葉酸之後，思緒變得非常清晰的病例。

從這些病例來看，**避免攝取酪蛋白的確有益大腦**。

總結

盡量避開過敏原與阻礙營養吸收的酪蛋白。

以豆漿取代牛奶

●豆漿可以直接喝也可以入菜

建議**大家利用豆漿代替乳製品，尤其可用來代替牛奶**。眾所周知，豆漿是利用泡軟的大豆磨成的液體，從很久以前就已經當成牛奶或是母奶的代替品使用，如今隨時可在超市或是便利超商買到。

大豆除了富含蛋白質，也含有鈣質、異黃酮、鐵質、維生素B群，而且還是零酪蛋白的食品，所以沒有前一節提到的問題。

許多書籍都介紹了豆漿的相關食譜，網路上也能找到類似的資訊，所以非常推薦大家將豆漿納入常用食材。也有利用豆漿製作的優酪乳，所以很想吃優酪乳的時候，不妨可以試試看。

要注意的是，**豆漿也有可能引起大豆過敏症狀，所以一開始先少量飲用，等到確定身體沒問題再正常飲用**。

此外，羊奶（山羊奶）的成分比牛奶更接近母奶，只是羊奶比較少見而已。由於羊奶的乳糖含量不高，所以比較不會造成腎上腺的負擔，也比較不會引起過敏的問題。

如果沒辦法立刻戒掉乳製品，不妨試著利用這些代替品慢慢地調整。

總結

將豆漿納為常用食材。

努力達成斷醣飲食

●血糖值劇烈起伏會讓血管受傷

用餐之後，會不會突然覺得很想睡覺？這很有可能就是血糖激增症狀。**所謂血糖激增指的是進食之後，血糖值忽然起伏不定的狀態。**

當血糖值急速上升之後又快速下降，就會引起低血糖症或是腎上腺疲勞這類身體不適的症狀，有時候甚至會讓人想吐或是頭痛。過度攝取糖分也會出現這類症狀。

眾所周知的是，**血糖值忽高忽低會讓血管受傷，導致心肌梗塞、狹心症、腦出血、腦梗塞的風險增加**，而且也有可能增加罹患癌症或是失智症的風險，所以要盡可能讓血糖值保持平穩。

糖是癌細胞非常喜歡的食物，過度攝取糖，有可能會替癌細胞補充營養。

前面提過，小麥是念珠菌的營養，而砂糖也是念珠菌非常喜歡的食物，所以攝取砂糖有可能會導致念珠菌增生。

腎上腺疲勞患者習慣在覺得疲勞的時候攝取甜食（巧克力、糖果這類零食），這是因為有助於消除疲勞，但是**這類甜食一定含有大量的糖，所以會引起血糖激增症狀，也會對腎上腺造成負擔**，還請大家務必記住這點。

●營養素會在精製的過程流失

一般認為，**在各種砂糖之中，白砂糖對身體最不好**。

白砂糖的原料蔗糖，是含有各種營養素的食材，但是大部分的營養素都會在

精製成砂糖的過程流失，所以會變成徒具熱量，不具營養素的物質。

此外，**人體在代謝白砂糖的時候，會大量消耗礦物質與維生素**。礦物質與維生素是維持與修復人體組織所需的營養素，攝取白砂糖就等於白白地損耗這些營養素，當然也會對身體造成不良影響。

在知道這些醣類，尤其是白砂糖對身體的損害之後，我們當然應該努力切換成斷醣生活。

●利用替代品烹調美味的料理

本書雖然建議大家切換成以和食為主的飲食生活，但大家都知道，和食很常使用白砂糖調味，從和食的五大調味料（砂糖、鹽、醋、醬油、味噌）之首是砂糖這點便可略窺一二。

因此本書建議大家利用下列的食材替代砂糖。

1 蜂蜜

蜂蜜很常用於製作料理或甜點，不過甜度比砂糖更高，所以要格外控制用量。

2 寡醣

不像砂糖那麼甜，但甜味較自然，適用於各種料理。

3 甜菜糖

對身體有益的礦物質砂糖，當然也能用於料理。

總結

利用替代品代替白砂糖調味。

巧妙地運用米粉

●米粉製作的麵包、油炸食物、天婦羅、大阪燒！

有些人可能因為長期吃麵包而戒不掉吃麵包的習慣，所以在此要建議這樣的人改吃**百分之百以米粉製作的麵包，有機會請務必試看看**。雖然米粉製作的麵包在日本還未成為主流，但已經逐漸普及。

米粉製作的麵包比麵粉製作的麵包更有口感及飽足感，更重要的是，**除了讓人有正在吃麵包的感覺，還能幫助我們達成零麩質這個目標**，這點實在讓人讚賞。使用家裡的電鍋就能製作米粉麵包，有機會的話，請大家試試看。

此外，**也很建議在料理的時候，以米粉代替麵粉**。前面提過，比方說，油炸食物、天婦羅的麵衣雖然是利用麵粉製作，但分量較少，不需太過計較，但是，若改用米粉製作麵衣，就可以連這點麵粉都避開。

如果想吃一些口味較重的食物，也可以改用米粉製作大阪燒。以米粉製作的大阪燒十分有口感，而且也很美味。不然就是利用米粉、豆漿與砂糖的替代品製作蛋糕。

就算想達成零麩質、零酪蛋白、斷醣的目標，只要多花點心思，就不需要忌口，依舊能享受各種美食。持續兩週或三週這樣的飲食習慣，應該就能漸漸感受到身體有什麼不一樣。

總結

善用米粉，就能實現零麩質目標！

採用糙米這項食材

●減緩醣類吸收速度又富含營養的糙米

在斷醣的章節提過，**我們都該盡可能避免攝取醣類**。

所以本書才推薦以和食為主的飲食生活，但這種飲食生活有一個問題，那就是主食是白米，而白米會導致血糖值快速上升。近年來，為了預防糖尿病，吃飯先吃蔬菜已變成一種常識，所以比較不會因為先吃白飯而導致血糖值急速飆升，但還是有許多料理會讓人吃太多白飯，所以**建議大家改吃能夠減緩醣類吸收速**

度，而且營養價值很高的糙米。

糙米是只去除稻殼，尚未精製的稻米，因此膳食纖維比白米多出4～6倍，也富含維生素E、維生素B與礦物質。

糙米的口感略硬於白米，所以吃的時候更需要細嚼慢嚥，有些人可能會覺得不是那麼容易入口，所以一開始可在白米摻點糙米。

至於食用方法，可以做成飯糰、炒飯、粥，這樣就能讓糙米變得更容易入口與入味，當然也就更加美味，慢慢地就會習慣吃糙米。還請大家務必挑戰看看。

總結

利用飯糰或是炒飯讓自己習慣吃糙米吧！

積極攝取Omega-3不飽和脂肪酸

●積極攝取優質魚油

油脂肥美的鹽烤鯖魚、秋刀魚、沙丁魚絕對是和食不可或缺的主菜，附上蘿蔔泥還能讓美味更上一層樓，也非常下飯。

這類**青背魚都含有二十二碳六烯酸（DHA）與二十碳五烯酸（EPA）**。建議大家平日多吃這些青背魚，積極攝取魚油，鮭魚、鮪魚與喜知次等魚也富含這類魚油。

除了上述的魚油之外，**亞麻仁油、紫蘇籽油與紫蘇油中的α-亞麻酸，也屬於Omega-3不飽和脂肪酸**。

●DHA與維護大腦健康有關

若問為什麼要多攝取優質的油，在於大腦有60％的成分是由脂質組成，細胞表面的細胞膜也是由脂質組成，這代表**攝取越多優質的油，大腦與細胞就會越健康**。

比方說，「海馬迴」是大腦掌管記憶的部位，而這個部位就含有大量的DHA。有資料指出，**血液中DHA濃度較高的人，較不容易罹患失智症，由此可知，DHA與大腦的健康有著密切的關係**。目前已知，DHA能通過前述的血腦屏障，所以能夠斷定它是大腦所需的物質。

DHA能讓神經細胞的資訊傳遞速度變快，讓大腦的神經細胞網絡正常運作，而當神經細胞網絡處理資訊的速度變快，就代表大腦變得更靈活。

●利用魚油讓細胞膜變得年輕

前面提過，細胞膜也是由脂質組成，但所謂的「膜」並未阻絕細胞的內部與外部。細胞膜是一種方便流動的構造，能讓好的物質從外部進入細胞，也能讓細胞不需要的物質從內部流到外部。

年輕人的細胞膜是柔韌有彈性的狀態，所以能隨時吸收好物質與排出廢物，讓身體維持年輕水嫩的狀態。可是當我們年紀越來越大，細胞就會從內側開始老化，細胞膜也會越變越硬，最後失去彈性，無法好好地吸收好物質與排出廢物。

攝取DHA與其他Omega-3油脂的意義就在這裡。**多攝取作為細胞膜原料的優質油脂能讓細胞膜恢復彈性，變得更年輕**，換言之，能讓身體變得更健康。

這些從魚類攝取的優質油脂也能讓所有黏膜變得健康，使腸道黏膜變得不那麼乾燥，還有助於改善前述的腸漏症。

●深海魚可能含有有害物質

若問吃這些魚類有什麼需要注意的地方，那就是海魚很有可能含有水銀或是戴奧辛這類有害物質，尤其位於食物鏈上層的鮪魚、旗魚、比目魚、鮟鱇魚更是有可能含有大量的有害物質。

從這點來看，體型較小的魚就算含有有害物質，分量也很少，所以**建議大家盡可能挑選身長不超過砧板的魚**。我的意思不是不要吃鮪魚與比目魚，但可以的話，攝取次數應該少於其他魚種。

總結

攝取優質魚油，讓大腦與細胞膜恢復年輕。

積極攝取鋅

●鋅是具有各種功能的重要營養素

人體無法自行製造重要微量元素之一的鋅，必須透過食品或營養補充品攝取。

鋅的功效非常多，例如超過200種以上的酵素是由鋅組成，鋅也能活化酵素，還能促進荷爾蒙合成與分泌，調整免疫反應、合成蛋白質與DNA，而這些都是非常重要的功能。

自古以來，鋅就被當成濕疹藥與燙傷藥使用。在過去，小孩若是感染了水痘，醫師通常會開氧化鋅藥膏這種外用藥（塗抹藥），因為鋅是讓上皮細胞再生與新陳代謝所不可或缺的營養素。

前面也提過，嘴巴到肛門就像是一條水管，會直接與外界接觸，而腸道的黏膜也是上皮細胞。大多數人都覺得腸道位於身體內側，但其實水管內側的黏膜也算是皮膚的一部分，所以**多攝取鋅就像是在身體表面塗藥一樣，能有效抑制腸道發炎症狀**，非常建議大家多攝取鋅。

富含鋅的食品包含牡蠣、海瓜子、蛤蠣、瘦牛肉、油豆皮、雞蛋、腰果，建議大家將這些食材放進居家料理之中。

順帶一提，指甲若是出現白色斑點，很有可能就是鋅的攝取量不足，建議有類似症狀的人多吃上述的食材。

總結

平日就多攝取人體無法自行製造的鋅。

攝取足夠的維生素B群

●維生素B群攝取不足容易疲勞

大家應該都聽過維生素B群這個名詞。維生素B群會溶入水中，與水分一起在體內移動，是重要性僅次於維生素C的水溶性維生素，至於脂溶性維生素則包含維生素A、D、E、K。**維生素B群的營養素於體內互相幫助，才會發揮效果，所以通常以「群」作為計算單位**。

肌肉、骨頭、大腦、神經以及人體各種組織都需要維生素B群才能形成。我們都知道，醣類、脂質、蛋白質這三大營養素是打造身體的原料，也是驅動身體的能量來源，而當我們的身體要修復組織或是取得能量時，維生素Ｂ群將扮演重要的角色。換言之，**當維生素B群攝取不足，身體組織就無法形成，也無法製造足夠的能量，身體就容易疲勞**。

此外，有腎上腺疲勞問題的人，絕對也有維生素Ｂ群攝取不足的問題，因為當我們承受了壓力，身體分泌了皮質醇這種荷爾蒙的時候，會大量消耗維生素Ｂ群。**現代社會又被喻為壓力社會，我們現代人當然得攝取足夠的維生素B群**。

●打造身體組織不可或缺的維生素B群

接著讓我們一一介紹維生素Ｂ群的各種營養。

❶維生素B1（硫胺）

是讓醣類轉換成能量的維生素，也是讓腎上腺因應壓力的維生素，還有助於代謝甲狀腺荷爾蒙。豬肉、豆類、胚芽米及糙米都含有大量的維生素B1。

2 維生素B2（核黃素）

維生素B2可維持皮膚與黏膜的健康，一旦攝取不足就會出現皮膚粗糙、嘴破這類症狀，也在醣類、脂質與蛋白質轉換成能量時扮演重要的角色。鰻魚、納豆、雞蛋及葉菜類蔬菜都含有大量的維生素B2。

3 維生素B3（菸鹼酸）

在醣類、脂質與蛋白質轉換成能量時，扮演必要酵素的角色，一旦攝取不足就會出現食慾不振、皮膚炎這類症狀。肝臟、海鮮及肉類都含有大量的維生素B3。

4 維生素B5（泛酸）

是腎上腺製造皮質醇的原料，也被稱為「抗壓維生素」。鮭魚、沙丁魚這類海鮮、肉類與雞蛋都含有大量的維生素B5。

5 維生素B6

吸收蛋白質、脂肪，維持免疫系統所需的物質，也有助於消除化學物質的毒性。鰹魚、鮪魚、肉類及香蕉都含有大量的維生素B6。

6 維生素B12（鈷胺素）

維生素Ｂ12與葉酸若是攝取不足，紅血球就無法順利增生，連帶會引發營養性貧血。由於醫師也很容易誤判這類貧血，所以為了預防這種貧血，請務必多攝取維生素Ｂ12與葉酸。這類維生素常見於貝類、魚類與肉類。

7 葉酸

製造新細胞時需要核酸，而葉酸則是合成核酸的物質。常見於黃綠色蔬菜與草莓。

8 生物素

讓醣類、脂質、蛋白質轉換成能量的物質，攝取不足會導致免疫功能下滑，並影響胰島素分泌。常見於肝臟、蛋黃、海鮮、菇類及堅果類這些食材。

總結

攝取足夠的維生素B群能修復身體組織與消除疲勞。

多攝取幫助肝臟解毒的食材

●利用佐料讓料理更美味

前面介紹了將毒素擋在體外的飲食方式，以及讓有益健康的營養進入體內的飲食方式，接下來要說明**讓毒素排出體外的飲食方式**。

排毒是近年的熱門關鍵字，但從醫學的角度來看，這個字眼有讓體內的毒素（有害物質）排出體外的意思。**負責消除與分解有害物質、毒素的器官是肝臟，所以我們能做的就是將幫助肝臟解毒的食材放進食譜裡。**

請大家放心，這一點也不難。**只要使用佐料就能讓料理變得更美味，同時幫助肝臟解毒**。

順帶一提，現代人的肝臟通常很疲勞。常喝酒的人的肝臟當然很疲勞，而PART 3介紹的食品添加物、化學物質、化妝品、重金屬以及其他毒物進入體內後，都是由肝臟負責消除毒性，這意味著肝臟每天都很辛苦。

因此，**許多人無法只憑肝臟排除所有毒素，身體的每個角落也因此反覆發炎**。一旦惡化到這種地步，腎上腺就必須忙著抑制體內各種發炎症狀，最後便出現腎上腺疲勞的症狀。為了避免走到這一步，請大家務必採用促進肝臟功能的飲食方法。

● 一邊讓料理變得美味，一邊幫忙解毒

能促進肝臟解毒功能的食材包含蔥、薑、紫蘇、茗荷、大蒜、洋蔥等。在每天的三餐加入這些食材，除了能增加料理的風味與美味，還能促進肝臟功能。**歐

芹、薄荷、羅勒、香菜及薑黃這類香料也有促進肝臟解毒功能的效果。

要促進體內的解毒功能，必須多攝取硫黃（硫化物）。硫化物具有抗氧化效果，還具有讓血液變得清澈的蒜氨酸、能抗菌和抗發黴且香氣明顯的大蒜素，以及具有殺菌、抗氧化效果的異硫氰酸酯。含有上述成分的食材包含大蒜、韭菜、洋蔥、蘿蔔、山葵、高麗菜、淺蔥、蕗蕎及長蔥。

這些都是日常三餐會使用的食材，只要記得它們能促進肝臟功能與身體的解毒功能，然後積極攝取，就能使之進一步發揮效果。將它們放入食譜吧！

●吃到有害健康的食物時，記得多喝水

在家裡煮飯時，當然能自行決定要使用哪些食材或是烹調方式，所以只要有心，日常三餐都能實踐本書介紹的飲食方式。

不過，有時候我們會需要應酬，也有可能在外面用餐，或是與別人聚餐，因此不得不吃一些可能對身體不太健康的食材。

此時**請在吃完之後多喝水，如果能喝點覺得美味的鹽水則效果更棒**。

不然就喝**花草茶、番茱或無毒的檸檬水**，至於咖啡與酒則是能不喝就不喝。

總結

多使用促進肝臟功能的食材，吃到不好的食材就多喝水。

養成記錄飲食內容的習慣

●養成撰寫飲食日記的習慣，掌握飲食方式與身體狀況的變化

到目前為止已介紹了各種飲食方式，有些人或許會覺得實踐上有一定的難度，除了大幅調整一直以來的飲食習慣需要強烈的決心，要買齊能解毒的食材、挑戰沒做過的料理也很困難，很容易讓人感到挫折。更重要的是，還必須得到家人的支持才有機會養成這類食飲習慣，所以真的得下定決心才能做得到。

不過我相信，**當自己或家人已經出現腎上腺疲勞的症狀，或是身體已經出現**

一些毛病，甚至出現失智症與輕度認知障礙時，這些挑戰會變得很有意義。我深信，只要堅持2～3週或是一個月這種新的飲食方式，一定能感受到變化。

話說回來，就算調整了飲食習慣，也很難察覺自己的身體有哪些改變，而且本書介紹的飲食方法未必適合所有人，有些人的身體狀況或是體質適合這些飲食方法，有些人則不太適合。

為了確認效果，建議大家**撰寫飲食日記。日記的記載事項已經減至最少，所以只要養成寫日記的習慣，應該就能持續記錄才對**。下一頁是範本，要記錄的項目只有日期、天氣、今天的身體狀況（只以○、×、△標記也沒問題）、早餐、午餐、點心、晚餐及宵夜，有機會請大家務必記錄看看。

總結

撰寫飲食日記，分辨適合與不適合自己的飲食方式。

飲食日記

日期　／		今天的身體狀況
天氣		
早上	（撰寫範例） 白飯一碗　味噌湯一碗　鹽烤鮭魚　綠茶	
中午		
點心		
晚餐		
宵夜		

PART 3

造成腎上腺疲勞的飲食方式

NG

不要減少蛋白質的攝取量

●減重有時會導致身體出毛病

有些人進入中年之後，可能會在意自己的身材而開始減重。

減重是有益健康的事情，但是要注意的是，有些飲食限制的方法會導致蛋白質攝取不足的問題。

尤其有腎上腺疲勞問題的人，更得充分攝取維生素、礦物質以及胺基酸這類營養素。

蛋白質是由多種胺基酸所組成，所以攝取蛋白質就等於補充胺基酸。一旦蛋白質攝取不足，就很難消除腎上腺疲勞。

蛋白質也是大腦多巴胺與血清素的原料，蛋白質攝取不足就無法製造足夠的多巴胺與血清素。

被喻為「幹勁荷爾蒙」的多巴胺一旦不足，鬥志與集中力就會下滑，而被喻為「放鬆荷爾蒙」的血清素一旦不足，心情就會變得不穩定，最終會累積許多精神壓力，大腦的運轉速度也會跟著變慢。

為了避免發生這些事情，建議大家在**減重時，多花一點時間挑選食材，讓自己攝取足夠的蛋白質**。

●蛋白質攝取不足可能引起的症狀

蛋白質攝取不足還可能引起下列的症狀：

❶ 肌力下滑

蛋白質是打造身體組織所需的營養，而且蛋白質通常會於肌肉大量囤積。

一旦蛋白質的攝取量不足，肌肉的蛋白質就會轉換成能量，肌肉量因此減少，肌力也不斷下滑。**肌力下滑會導致運動能力變差，日常生活也有可能因此變得不方便。**

❷ 肩膀僵硬或腰痛

蛋白質是肌肉的原料，所以當蛋白質的攝取量不足，肌肉就無法新陳代謝，也容易囤積老舊廢物。身體的姿勢會變差，血液循環也會跟著變差。

長此以往，就會變得很容易肩膀僵硬或是腰痛，此時就算去按摩，也很難痊癒，因為肌肉的原料始終不足。

❸ 肌膚與毛髮失去光澤

蛋白質也是膠原蛋白的原料。一旦蛋白質攝取不足，膠原蛋白就會減少，使肌膚失去光澤與彈性，也容易出現皺紋或是變得鬆垮。

頭髮的原料是角蛋白這種蛋白質，所以當角蛋白不足，頭髮就會失去光澤，也會常常分叉或是掉髮。**為了讓自己隨時保持年輕，應該積極攝取蛋白質。**

總結

要隨時保持年輕就要多攝取蛋白質！

不要讓血糖值飆升

●了解哪些飲食習慣會讓血糖值飆升

ＰＡＲＴ２的時候提過血糖激增，所以現在要為大家總結一些會讓血糖飆升的飲食方式，只要避開這些飲食習慣就比較不會出現血糖激增的現象，也能降低健康風險。

NG 1 從白飯（碳水化合物）開始進食

一邊吹涼剛煮好的白飯，一邊吃得臉頰鼓鼓的，的確是非常美味，但是為了避免血糖飆升，建議大家狠下心來，戒掉這個習慣。

如果從富含醣類的白飯開始進食，血糖就會飆升，胰島素也會跟著大量分泌，而胰島素是造成肥胖的原因之一，所以最好不要從白飯或碳水化合物開始進食，可以改從配菜開始吃。

可以的話，**從蔬菜開始進食最為理想，接著則是吃富含蛋白質的配菜，最後才吃碳水化合物，光是這樣就能避免血糖飆升了。**

NG 2 以碳水化合物為主的飲食習慣

如果菜色都以碳水化合物為主，就會攝取過多的醣類，血糖也會因此飆升。

比方說，拉麵炒飯套餐、烏龍麵飯糰套餐都是在空腹時，非常誘人的餐點，但建議大家盡可能避免這樣吃。

如果能從蔬菜類的配菜開始吃，多多少少就能避免血糖飆升。

在關西的飲食文化之中，很常將大阪燒或是炒麵當成白飯的配菜，但是這樣也會讓血糖飆升，所以建議大家先從沙拉開始吃，才能避免血糖飆升。

NG 3 在空腹時大量進食

大家應該都遇過吃完中餐之後，一直工作到晚上8點或9點，導致這段期間什麼也沒吃的經驗。此時若是為了填飽肚子而吃一大堆晚餐，血糖當然會急速上升。建議大家無論如何都要避開這種情況。

可以的話，建議大家在這段時間稍微吃點東西，也不要在晚餐的時候吃太多，當然也不能在這段時間吃一堆含糖的點心，否則只是本末倒置。

建議大家可以在辦公桌的抽屜準備一些堅果類的點心，然後在吃晚餐之前，不時利用這些點心墊一下肚子。**堅果類的點心不會讓血糖上升，還能有效補充維生素與礦物質，所以是最理想的點心**。

NG 4 吃太快，狼吞虎嚥

吃太快當然也會讓血糖值突然上升。有時候會因為時間很趕而狼吞虎嚥，但這是很糟糕的飲食習慣。

建議大家每一口飯都咀嚼30次。除了多留一點時間吃飯，也可以吃一吃，把筷子放在桌上，與身邊的人聊聊天，然後再繼續吃，如此一來就不會讓血糖飆升，也不會吃太多，還能讓食物更容易消化。

總結

注意進食順序、飲食內容，以及保持細嚼慢嚥的習慣。

NG

不要使用人工甜味劑

●人工甜味劑雖然不會讓血糖值上升，卻也有很多問題

近年來，為了避免消費者的血糖上升，許多甜點或是飲料都使用人工甜味劑，應該也有不少人為了減重而選擇這類甜點或飲料，抑或利用人工甜味劑替咖啡與紅茶增加甜味。

若從醫學的角度來看，人工甜味劑不算是有益健康的調味料。照理說，攝取砂糖（醣類）會導致血糖上升，而身體為了讓血糖降下來，會開始分泌胰島素。

但若**使用人工甜味劑調味，血糖值就不會上升，身體也不會分泌胰島素**。

若問這樣會造成什麼問題，答案就是**長期攝取人工甜味劑會導致胰島素失去功能，沒辦法在醣類進入體內時，降低上升的血糖**。此外，若是吃習慣比砂糖甜很多的人工甜味劑，大腦就會希望攝取更甜的食物，因而不小心吃太多及變胖。

此外，也有論文指出，大量攝取人工甜味劑雖然不會造成血糖值上升，但會讓血糖變得不穩定，導致身體分泌胰島素。明明吃了很甜的東西，但是血糖卻沒有上升的話，大腦的確很有可能因此陷入混亂，導致血糖變得不穩定。

如果想吃甜食，建議吃當令的水果。雖然水果的糖分不低，但至少能另外補充維生素與礦物質。

總結

想吃甜食就吃當令的水果！

早餐少吃麵包與牛奶

●目標是零麩質、零酪蛋白、無醣

ＰＡＲＴ２建議大家以零麩質、零酪蛋白、無醣的飲食習慣為目標，換言之，**就是希望大家少吃小麥製品、乳製品與砂糖（尤其是白砂糖）**。不過，日本人的早餐很常是麵包、牛奶與優酪乳，或是加了砂糖與牛奶的飲料，所以要在這裡總結一下這些早餐的問題。

首先要知道的是，市售的麵包通常是以麵粉製作的，而小麥含有麩質，麩質的麩朊有可能會引起小孩子對小麥過敏，而且也會刺激小腸的黏膜，讓連結細胞的封閉小帶放鬆，進而引起腸漏症，使本該隨著糞便排出的毒素容易流入血管。**一旦罹患腸漏症，通常就會併發腦漏症，毒素也會比較容易流入大腦。**

麵包常使用含有鋁的發粉製作，但不知道大家是否知道，鋁是引起阿茲海默型失智症的風險因子之一，抹在吐司表面的人造奶油也含有造成心血管疾病的反式脂肪酸（後述）。

前面已經提過，乳製品的酪蛋白有可能對身體造成不良影響，所以不該常常攝取。

建議大家盡可能不要在早餐吃麵包、牛奶與優酪乳。

總結

盡可能少吃小麥製品、乳製品及砂糖。

戒掉攝取過多醣類的飲食習慣

●過量的醣類會對大腦產生負面影響

醣類、脂質、蛋白質這三大營養素是我們重要的能量來源，我們的身體也十分需要這三大營養素。但是當我們**過度攝取醣類時，就會對身體造成不良影響，所以必須注意攝取醣類的方法**。

過度攝取醣類會讓大腦容易疲勞，如果一直過度攝取醣類，身體就無法正常調節血糖，有可能只是攝取一點點醣類，身體就分泌大量的胰島素，如此一來，血糖就會太低，即使吃飽了，依舊維持血糖過低的狀態。

長此以往，就無法及時替大腦補充葡萄糖，身體也會變得不穩定。比方說，自律神經會變得紊亂，容易覺得疲勞，思考力與集中力下降，也會覺得早上很難起床，或是起床之後，還是覺得很想睡，情緒也可能變得不穩定，不小心就會覺得很煩躁。

過度攝取醣類也會讓β澱粉樣蛋白這類廢物於大腦囤積。一如PART 1所述，β澱粉樣蛋白是讓大腦神經細胞死亡的毒素，一旦在大腦囤積，就有可能引發失智症。

由此可知，**過度攝取醣類會對大腦造成不良的影響，也會讓大腦容易疲勞，或是讓引起失智症的風險因子增加**。

●不要吃太多白飯與白色的麵包

雖然接下來的內容有些重複，不過，在各種過度攝取醣類的飲食習慣之中，最具代表性的就是大量攝取白飯與白色麵包。口感迷人的白飯的確很美味，而且白飯也是實踐和食所不可或缺的主食，所以不是叫大家不要吃白飯，而是不要一次吃太多。

容我重申一次，一口氣攝取大量的白飯會讓血糖飆升，所以盡可能在用餐的後半段再吃白飯。

若從零麩質的觀點來看，我們也應該盡可能避開白色麵包，如果真的很想吃麵包，建議大家選擇不會讓血糖升得太快的糙米麵包，當然也不能一次吃太多。

●維持三餐的規律

有沒有人習慣在吃甜點，尤其是餅乾的時候，配著飲料一起吃呢？這完全是過度攝取醣類的行為。為了避免血糖飆升，也為了避免對大腦造成不良影響，千萬不要養成這種習慣，**只要幾天不吃點心，就能漸漸習慣沒有點心的生活**。

此外，應該有不少人因為生活忙碌而無法正常吃飯。如果長時間空腹，之後又暴飲暴食的話，就很容易引起血糖激增的問題，也會對大腦造成不良的影響。

所以請大家盡可能維持三餐的規律。

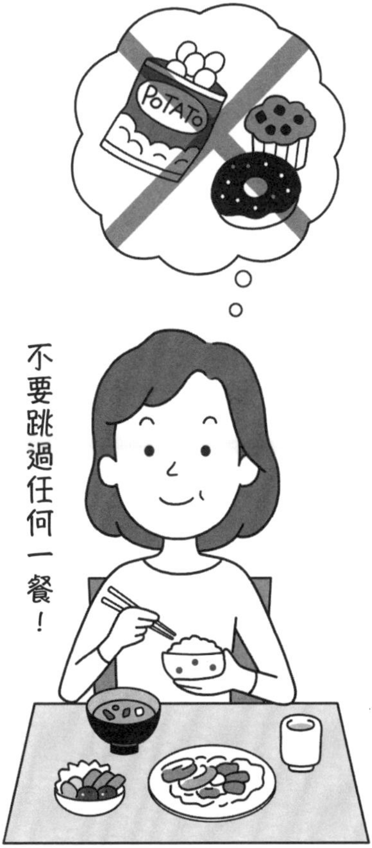

總結

不要過度攝取醣類，以免對大腦造成不良影響。

不要讓黴菌毒素進入身體

●有些農產品會產生黴菌毒素

大家是否聽過黴菌毒素？在幾萬種黴菌之中，有一部分黴菌會附著在穀類這類農產品或食品，並且不斷增殖產生毒素。這種毒素就是黴菌毒素，其種類繁多，但通常直接稱為黴菌毒素（Mycotoxin）。

農產品在收成前或是收成後都有可能被黴菌毒素汙染，一般認為，黴菌毒素抗高溫，一般的烹調溫度無法消除它的毒性。

●黴菌毒素會造成認知功能下滑以及神經障礙

黴菌毒素是非常可怕的物質，當它隨著食物進入人體，有可能會造成認知功能衰退，有時候還會引起神經障礙，造成免疫系統錯亂，甚至有資料指出，會導致罹患癌症的風險增加。不過，只要經過檢驗，知道下列的症狀是由黴菌毒素所引起，就能夠對症下藥。

比方說，被黴菌毒素感染的人有時會出現視力衰退，看不清楚文字的症狀。有些以為自己是老花眼的人在進行黴菌毒素的相關治療之後，視力就恢復正常。目前已知的是，老人家頻尿或是小孩子夜尿都可能與黴菌毒素有關，只要接受治療就能改善。

此外，檢查某些發展遲緩兒的尿液之後，常發現黴菌毒素的數值特別高，所以有些人認為發展遲緩可能與黴菌毒素有關。有些總是把字寫成左右相反的小孩在經過黴菌毒素的相關治療之後就痊癒了。

雖然黴菌毒素造成的症狀可以治癒，但還是**希望大家多注意飲食，盡可能不要讓黴菌毒素進入體內**。

●注意進口的乾燥水果

乾燥水果可說是含有黴菌毒素的高風險食品。許多人都將乾燥水果視為健康食品，但其實乾燥水果很容易發黴，也很容易產生黴菌毒素。

尤其**進口的乾燥水果通常都是從高溫潮溼的地區經過船運進口，所以產生黴菌毒素的機率非常高，建議大家盡可能選擇國產的乾燥水果**。

此外，**也要多注意使用異性化糖的食品**。異性化糖是由澱粉製作的葡萄糖（glucose）與果糖（fructose）調製而成的液體，常用於製作果汁或甜點。果糖含量低於50％的異性化糖稱為果糖液糖，果糖含量介於50％到90％以上的稱為果糖葡萄糖液糖，至於含量超過90％的稱為高果糖糖漿。此外，也有葡萄糖含量較高的玉米糖漿。照理說，食品標籤都會記載這些成分。

異性化糖常使用地瓜澱粉或是玉米澱粉製作，但這種玉米澱粉很有可能產生黴菌毒素，所以異性化糖當然也有可能含有黴菌毒素。

●注意房間的環境以及時常清潔冷氣機

接下來的話題與食物沒什麼關係。如果長期住在潮溼、黴菌叢生的房間，身體就很有可能因為黴菌而生病。如果沒有定期清潔冷氣機，房間也有可能布滿黴菌。建議大家多保持房間的整潔。

總結

注意有可能躲在各種食品之中的黴菌毒素。

不要過度減鹽

●高血壓與腎臟病的人最好減鹽

減鹽可說是已經完全成為每個人都能朗朗上口的名詞，姑且不論這個名詞的目的與意義為何，許多人都覺得減鹽有益減健。

過度攝取鹽分會導致血液中的鈉濃度上升，人體為了調整鈉與水的比例，因而需要更多水分，也會為了降低鈉的濃度而增加血液量。但是血管的容積沒有因此增加，所以血壓就會上升。這很像是用力轉開水龍頭之後，水管內的水壓會突然上升一樣。**如果本來就有高血壓問題，結果血壓還因此飆升的話，就會發生危險，所以減鹽這個概念也逐漸普及了**。

有腎臟病的人若是過度攝取鹽分，會因為無法順利排出而在體內囤積，血壓也會因為這些於體內囤積的鹽上升，對腎臟造成更沉重的負擔，所以這類患者當然都需要減鹽。

●腎上腺疲勞的人應該攝取足夠的鹽分

不過，沒有高血壓或腎臟病，**但有腎上腺疲勞問題的人，反而不能減鹽，否則會適得其反**。

腎上腺一旦疲勞，就無法分泌足夠的醛固酮。醛固酮的功能在於調節血液、體液的量，以及調整鈉、鉀、鎂這類礦物質的量，一旦分泌不足，鈉就會隨著尿液一起排出，鈉一旦不足，就會出現脫水症狀。

細胞內部的鈉與鉀也必須維持一定比率，一旦鈉減少，鉀會跟著流出體外。

大家應該有過疲勞的時候，很想吃鹹食的情況對吧？這就是身體的鈉不足，因此想要攝取鹽分。

常常跑得滿身大汗、連臉和衣服都析出鹽巴的小孩，通常喜歡吃鹹鹹的零食，這也是身體想要攝取鈉的狀態。

不要莫名擁抱減鹽商品，而是適當地控制鹽的攝取量

基於上述理由，**建議有腎上腺疲勞問題的人，不要過度減鹽，而要從日常三餐攝取足夠的鹽分**。在超市買菜時，不要一看到包裝寫著減鹽就以為對身體很好，也不要因此購入，而是要將一些沒有減鹽的食品放進食譜之中，讓自己補充足夠的鹽分。

清淡的料理常讓人食之無味，所以就算是愛吃的食物，一旦減鹽就會變得沒有味道，也會變得難吃，所以過度減鹽這件事本身就是一種壓力，很有可能讓進食這件事變得很不開心。食物太鹹當然不是好事，**但是調整到適當的鹹度，讓每**

餐變得很美味，才能照顧腎上腺的健康。

建議大家在選購鹽的時候，選擇海鹽或岩鹽這類含有天然礦物質的鹽。這種鹽的味道較溫和自然，也含有大量的礦物質。

傾聽身體的聲音最能知道自己是否未攝取足夠的鈉。如果覺得鹽水很美味，或是覺得很鹹的梅乾很美味，很有可能已經出現鈉攝取不足的問題。

反之，如果覺得鹽水或是梅乾比平常鹹，有可能體內的鈉已經太多，此時就不需要攝取更多的鹽分。

總結

不要過度減鹽，而要適度地攝取鹽分。

不要過度限制脂質的攝取量

●脂質是不可或缺的必需營養素！絕不可過度限制攝取量

減重的方式分成很多種，而低脂飲食就是其中一種。顧名思義，這是減少脂質攝取量，讓體重下降的減重方式，其中又可分成不同的形式。

低脂飲食減重法的基本概念為「脂質有害身體」，但是脂質是三大營養素之一，PART 2也提過，常常攝取Omega-3不飽和脂肪酸是非常重要的事情。

由此可知，**我們的身體需要脂質**，**換言之，不能過度減少脂質**。接下來為大家進一步介紹脂質。

組成脂質的物質為脂肪酸。脂肪與脂肪酸除了能隨時成為人體活動所需的能量，還是細胞膜或荷爾蒙的原料，也能促進脂溶性維生素（維生素A、D、E、K）的吸收。

至於肉類、乳製品、蛋黃、巧克力所含有的飽和脂肪酸，很常轉換成能量，也能於體內合成。雖然飽和脂肪酸是重要物質，但是我們往往會從食物中過度攝取，所以想控制脂質攝取量時從這方面著手比較有意義。

一如前述，Omega-3與Omega-6這類多元不飽和脂肪酸是非常重要的營養素，而且含有體內無法合成的必需脂肪酸，所以必須積極攝取這類脂肪酸。

人造奶油、酥油、加工油脂所含有的反式脂肪酸被視為有害健康的脂肪酸，一般認為，長期攝取過多的反式脂肪酸會導致罹患心臟病的風險上升。雖然這在普遍過度攝取脂肪的歐美國家也是嚴重的問題，但日本人是否也有相同的問題則有待查證。如果切換成以和食為主的生活，就幾乎不會攝取到這些反式脂肪酸，所以對日本人來說，這應該是不太需要在意的問題。

●膽固醇不是壞人

膽固醇也是脂質的一種，更是製造全身的細胞、荷爾蒙、膽汁酸所不可或缺的原料，但許多人一聽到膽固醇，就覺得很罪惡，甚至有一部分的人因為「壞膽固醇」這種說法而覺得「膽固醇一定有害健康，不能攝取膽固醇」。

膽固醇之一的低密度脂蛋白（ＬＤＬ脂蛋白）常被稱為壞膽固醇，但其實低密度脂蛋白扮演了相當重要的角色。

用來製造細胞的膽固醇是脂質，也因為是油脂，所以無法溶於血液，因此會以低密度脂蛋白這種粒子形態溶入血液，再運到體內的每個角落。換言之，沒有轉換成低密度脂蛋白，細胞的原料就無法運到全身。

真正的問題在於血液之中的低密度脂蛋白過多。只要低密度脂蛋白的數值還在安全範圍之內就不會造成任何問題，但是數值一旦偏高，低密度脂蛋白就會附著在血管內壁，也會因為活性氧而氧化，轉換成過氧化脂質。長此以往，血管會越變越細，動脈也會越來越硬化，罹患心肌梗塞、狹心症、腦梗塞的風險也會跟著上升。

由此可知，**壞膽固醇太多的確有害健康，但是壞膽固醇也是打造身體組織所需的營養素，所以千萬不要覺得不能攝取膽固醇。**

雖然我們很難於日常三餐控制膽固醇的攝取量，但是只要告訴自己脂質不是罪惡，不要過度攝取即可，就不會有什麼問題了。

總結

脂質不是罪惡，不要過度攝取就不會有問題。

NG

控制咖啡因的攝取量

●咖啡因會讓腎上腺疲勞變得更加嚴重

本書至此，已經提出了零麩質、零酪蛋白、無醣這類門檻有點高的建議。不過接下來又得提一個很難實踐的建議，那就是戒掉咖啡。嚴格來說，是**戒掉含有咖啡因的飲料（＝零咖啡因）**。

或許有些讀者本來就不喝咖啡，但應該有不少讀者習慣每天喝咖啡，甚至有些讀者把早上起床喝杯咖啡當成某種啟動一整天的儀式。雖然接下來的內容可能不是太中聽，不過我還是想告訴大家，咖啡因對人體的危害。

若問我們為什麼會想攝取咖啡因，是因為咖啡會過度刺激腎上腺，讓皮質醇瞬間大量分泌，促使我們突然變得很有活力，以及激發工作或讀書的鬥志。之所以會覺得喝咖啡能提升專注度，都是因為皮質醇的數值上升。

不過，一旦體內的咖啡因消耗完畢，往往會覺得比喝咖啡之前更加疲勞。而這是因為透過外力促進分泌量的皮質醇突然減少的緣故。這種透支皮質醇的作法會讓腎上腺越來越疲勞。

如果本來就有腎上腺疲勞症狀的人，更是會因此出現各種身體不適的症狀。

除了咖啡之外，紅茶、巧克力也都含有咖啡因。這些食品都含有可可鹼這種物質，而這種物質的性質與咖啡相近，所以就算是號稱零咖啡因的咖啡、紅茶與巧克力，也有可能讓腎上腺的功能衰退。

●慢慢減少咖啡的攝取量

我知道對於愛喝咖啡的讀者來說，「咖啡對身體不好」是個讓人沮喪的消息，所以我當然也不會立刻請大家戒掉咖啡。建議大家根據PART 1介紹的威爾森博士的建議，慢慢地讓自己戒掉咖啡因。

①**先了解咖啡因的問題，時時提醒自己咖啡因的危害。**

②**沒辦法立刻戒掉咖啡也沒關係，可以在喝咖啡的時候，同時吃一些有益健康的食物。**

③**盡可能趁著咖啡（豆）還很新鮮，還沒氧化的時候飲用。只要還沒氧化，風險因子就會比較少。**

④**不要喝黑咖啡，盡可能倒入扁桃仁奶或是豆漿一起喝。**

⑤**不要喝太濃的咖啡，盡可能煮得淡一點，才能減少咖啡因的危害。**

⑥**盡可能不要晚上喝咖啡，會讓人無法熟睡。**

⑦煮咖啡的時候，最好不要喝到一滴不剩。慢慢地讓剩下的咖啡量變多，試著享受咖啡的香氣就好。

大家覺得如何？這種慢慢戒掉的方法應該能幫助大家無痛戒掉咖啡。

總結

了解咖啡因的危害，慢慢地戒掉咖啡因！

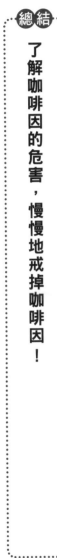

不要攝取過多的食品添加物

●過度攝取，風險會增加

許多人在工作忙碌或是雜事纏身的時候，都會選擇外食，有時候是在超商買個便當回家，有時候則是在超市或百貨公司買點熟食回家對吧？

不然就是吃微波加熱的冷凍食品，再不濟就是利用即時料理或是調理包料理打發一餐，火腿、香腸這類加工肉品有時也能讓菜色豐富一點。

在忙得沒辦法自己煮飯時，的確是不得不利用這類現成的食品餵飽自己。

比起什麼都不吃，稍微吃點東西比較好，我們也不可能完全戒掉這類食物。不過我想告訴大家的是，這些食物幾乎都添加了防腐劑、人工色素這類食品添加物。雖然不是**所有的食品添加物都有害，但是要提醒大家的是，過度攝取就有可能造成危害**。

如今追求健康已經成為全民運動，這類現成的食物也不斷地強調健康，甚至以低熱量作為廣告文案。然而這些食品也添加了不少食品添加物，所以千萬不要對這些食品掉以輕心。

●每天吃這類現成食品，會對肝臟與腎上腺造成負擔

每個人的生活模式都不同，一個人住或是單身遠赴外地工作，也的確很難在家裡煮飯。每天做一人份的料理也顯得很沒效率，所以常常吃外食或是上述的現成食品，也是無可奈何的事。

不過，就如ＰＡＲＴ 2所介紹的，**每天過著這種攝取有害物質的生活，會讓**

負責分解這些有害物質的肝臟越來越疲勞。

身體就會因此到處發炎，腎上腺也會為了抑制發炎而日夜工作，最終就會出現腎上腺疲勞的症狀。**一旦腎上腺無法抑制發炎症狀，腸道就會出問題，大腦的發炎症狀也會越來越嚴重，全身便陷入這種惡性循環。**

●挑選安全的食品

若問有什麼可行的建議，答案就是**盡可能減少外食或是吃現成食品的次數，增加吃安全食品的次數**。

比方說，**在超市買食材的時候，不妨確認每種食材的成分標示，挑選食品添加物較少的食材**。也可以花點時間挑選宅配食品的業者，從這些業者購買低健康風險的食材。最近也能直接透過網路買到產地直送的安全食材。

讓我們一起透過各種方法提升飲食的安全性吧！

總結

盡可能減少食品添加物的攝取量。

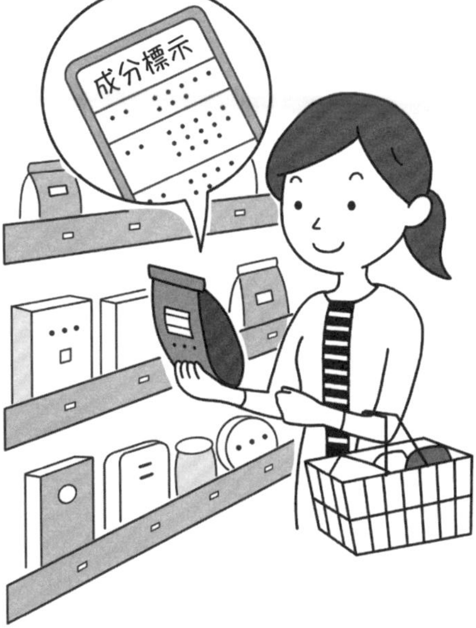

盡可能不要攝取化學物質

●注意身邊有哪些化學物質

接著要稍微談一談食物以外的話題。我們的身邊充斥著各種化學物質。**雖然不是所有的化學物質都對人體有害，但有許多資料指出，一旦超過標準量，或是使用方法不對，就有可能對身體造成危害**。正常人或許不需要擔心這類問題，但是有腎上腺疲勞症狀，或是身體不適的人就有可能受到影響，所以建議大家平常多注意身邊有哪些化學物質，才能擁有更健康的生活。

●日用品的成分也有可能危害身體

比方說，**洗髮精或是髮膠這類頭髮造型劑，有時會引發脂漏性皮膚炎**。脂漏性皮膚炎是頭部或臉部的皮脂腺過度分泌皮脂的溼疹，除了很難治癒，偶爾還會導致皮膚發炎。

以洗髮精為例，如果對羥基苯甲酸酯（Paraben）這種防腐劑的比例過高，皮膚可能變得粗糙。少量的話，有些人或許還能承受，但有些人還是會因此受到影響，所以建議大家選擇未添加對羥基苯甲酸酯的洗髮精，避免出現這類問題。

大部分的牙膏都會摻入防腐劑或是研磨劑。一條牙膏通常會用很久，而且將牙膏劑在牙刷時，裝牙膏的容器多少都會碰到牙刷，我們也不可能每次都把牙膏擦乾淨放回冰箱。若不使用防腐劑，牙膏就會壞掉，因此不得不添加防腐劑，但這麼一來，這些防腐劑就有可能從黏膜進入體內。

至於研磨劑的部分，只要不是一直用力刷牙，不至於會造成什麼影響，但一切還是小心為上。

早期會利用鹽當牙膏，或是只用牙刷慢慢刷，這樣都能把牙齒刷乾淨。**我們實在沒有理由讓多餘的物質進入口中**。

想必大家都有可能在室內、廁所或是棉被噴除臭噴霧，但除臭噴霧也摻有化學物質，在棉被噴太多之後，再蓋著這條棉被睡覺，就有可能吸進許多有害物質。為了降低這類風險，建議大家打開房間的窗戶，讓空氣多流通，或是讓棉被曬乾，利用陽光殺菌，想必大家都知道這樣做更能促進健康對吧？

希望大家都能了解，**許多日用品都潛藏著風險**。

●不要變得神經兮兮

除了上述的化學物質之外，我們的環境也充斥著許多風險因子，例如一不小心就有可能吸入含有一氧化碳的汽車廢氣、殺蟲劑與除草劑，但我們實在不可能完全避開這些風險因子，就算搬到鄉下住，附近的鄰居還是有可能會使用農藥、除草劑與殺蟲劑。早期常有人因為甲醛而出現病態建築症候群，雖然現在已經較少看到這類問題，但這仍是化學物質造成的汙染之一。如果覺得自己因為某些化學物質而不舒服，一定要試著解決問題。

不過，我們很難真的排除所有有害身體的物質，所以就算本書介紹了這麼多相關的內容，還是建議大家**不要變得神經兮兮，否則反而會造成壓力**。

在此要建議大家**在房間擺設觀葉植物**。NASA（美國國家航空暨太空總署）的研究指出，龍血樹、虎尾蘭、蘆薈、常春藤都能有效吸收毒素。

總結

盡可能避免接觸有害健康的化學物質。

避開會導致腎上腺疲勞的食物

NG

●了解食品含有哪些成分

本章的最後要介紹一些會讓腎上腺疲勞的食物與食材。要避免腎上腺疲勞，預防腸漏症與腦漏症，不讓大腦囤積毒素，利用健康的腎上腺分泌的皮質醇迅速緩解身體發炎症狀，**最理想的方法就是不要攝取會造成腎上腺疲勞的食物**。接下來的內容或許與之前的內容有些重複，但建議大家先記住這些會造成腎上腺疲勞的食物。

❶ 巧克力

繼小麥製作的麵包、牛奶、砂糖、咖啡之後，接下來要聊一些大家都愛吃的食物。

在介紹咖啡因的危害時，也曾提過**巧克力含有咖啡因以及與咖啡因類似的可可鹼，所以會強烈刺激腎上腺**，讓腎上腺疲勞變得更嚴重，所以建議大家盡可能不要吃巧克力。

有些愛吃巧克力的人會說「有時候會莫名想吃巧克力」，但其實這通是身體想要攝取鎂的反應。

女性若是缺少鎂，孕酮這種荷爾蒙就會分泌不足，並因此出現經前症候群（PMS），為了緩解這種症狀才會想攝取含有鎂的巧克力。

替代方案之一是**以含有鎂的營養補充劑代替巧克力，或是平常多吃糙米、納豆、小魚乾、海藻、蝦米這類富含鎂的食品**。只要補充足夠的鎂，多少就能抑制想吃巧克力的慾望。如果覺得戒掉巧克力很痛苦，可以先從減少攝取量開始。

2 火腿、香腸這類加工肉品

火腿、香腸這類加工肉品都常都會使用麩質作為黏著劑，所以從零麩質這個概念來看，這些都是不太理想的食材。

除了麩質之外，這些加工肉品也常為了讓色澤變得鮮豔而使用亞硝酸鹽或磷酸鹽，這些都會讓體內的礦物質流失，而腎上腺疲勞的原因之一就是礦物質不足，所以腎上腺疲勞的症狀會更加嚴重。

除了加工肉品之外，魚板這類魚漿製品或是便利超商的熟食、乾燥水果也都常使用這類添加物。

3 大型魚、養殖魚

一如PART 2所介紹的，魚含有DHA、EPA這類優質脂質，是非常推薦的和食主菜，但是前面也提過，**鮪魚這類大型魚容易囤積水銀、戴奧辛這類環境汙染物，所以吃的頻率應該低於小型魚。**

此外，於水槽養質的魚類通常會餵食抗生素或是抗菌劑，避免牠們生病。只要是使用合格的藥品，也遵守使用方法與使用期間，就能降低養殖魚的衛生風險，但可以的話，還是盡可能以天然捕抓的魚為優先。

總結

少吃引起疲勞的食物，讓大腦維持健康！

專欄

不計算卡路里也OK

應該有不少人為了控制體重而每天計算卡路里，對吧？也就是以每100公克的熱量為單位，乘上食材的重量，藉此算出所有食材的熱量，而這個過程算是非常地繁雜。

不過「計算卡路里沒有任何意義」已於外國成為某種常識，因為我們無法正確地量化身體到底消耗了多少卡路里，我們也不是每天都做一樣的事情，所以卡路里的消耗量也都不一樣。

此外，一旦嚴格控制熱量，身體就會切換成節能模式，反而更無法消耗卡路里，所以在這種每天都在變化的情況之下計算食物的卡路里，實在沒有任何意義可言。

比起卡路里，更重要的是注意醣類（碳水化合物）的攝取量以及進食的順序，盡可能不要讓血糖上升，才能過得更健康。

PART 4

替大腦解毒的健康祕訣

年紀越大，越應該規劃腎上腺不容易疲勞的飲食生活

●人越來越老當益壯，卻變得血氣方剛

年長者給人的印象已與過去完全不同。

以昭和時代為例，60幾歲就算是年長者，80幾歲就算是長壽；但是現在的年長者卻不是這樣，60幾歲、70幾歲都還是正值壯年的感覺，許多人到了80幾歲也依舊活動自如。

但是從某些報導來看，**容易暴怒的年長者似乎越來越多**。我相信這是個案，

但他們似乎都無法控制自己的怒氣。

關於這個現象，已有許多心理學方面的解釋，但我們的看法是，這很可能是因為腎上腺出問題。

因為**當腎上腺疲勞而無法正常分泌皮質醇時，前額葉皮質區就無法正常運作，也無法理性地判斷事物**。只要在這種狀態下捲入事端，當事人就會氣得無法控制自己。

●有時候腎上腺疲勞是暴怒的原因

如果是因為腎上腺疲勞而無法控制情緒，那麼可多補充容易攝取不足的維生素B群。攝取足夠的維生素B群可讓腎上腺分泌足夠的皮質醇，讓前額葉皮質區正常運作。

此外，目前已知鎂或鋅攝取不足，會對聲音或光線過於敏感，只要聽到一點點噪音就會覺得十分不舒服，也會覺得那些造成噪音的人或物十分煩人而暴怒。

現在的長者已不像過去以和食為主，很常吃麵包、速食，或是其他容易對腎上腺造成負擔的食物，這或許也是他們容易暴怒的原因之一。**如果年長者能重新檢視自己的飲食生活，充分攝取維持腎上腺健康所需的營養素，應該就很有機會避免自己成為愛生氣的年長者。**

●飲食生活混亂的年長者越來越多

年長者飲食生活不正常的問題也不容忽視。當小孩子獨立，只剩下老夫婦一起生活時，就會比較不想煮飯，而且食量也會越來越小，牙齒也越來越差，所以有不少人早餐與午餐都隨便吃吃。

比方說，如果早餐只吃麵包與咖啡，就完全無法攝取足夠的蛋白質與維生素，不僅容易囤積毒素，身體也容易到處發炎，陷入腎上腺疲勞、腸漏症、腦漏症，毒素流入大腦的惡性循環之中。

好不容易平均壽命延長，那麼年長者就更該注意身體健康，重新規劃飲食生

活，才能擁有更快樂的人生。

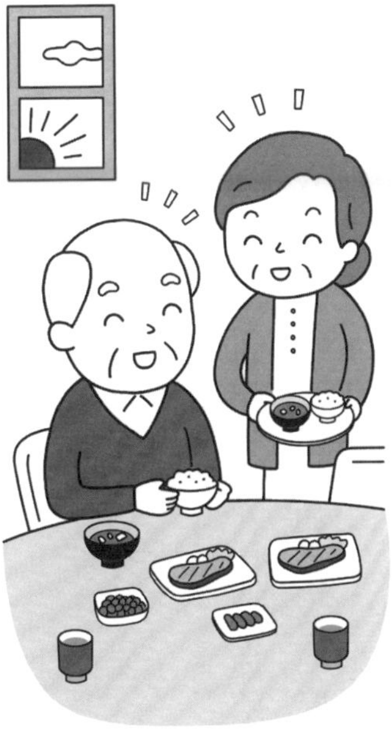

總結

檢視飲食生活，享受人生的下半場。

多吃當令的食物

●在最美味、最營養的時節吃！

隨著溫室栽培技術、冷凍保存技術的發達，如今已經能夠在任何季節吃到同一種食物。能一年四季都吃到自己喜歡的食物固然開心，但是**如果一直都吃季節不對的食物，有可能無法完整吸收該食物的營養**。

雖然現代人已經不太知道何為當令的食物，但還是希望大家了解所謂的當令，盡可能在**該食材最美味、最營養的時節享受它**。

比方說，在夏天吃冰涼涼的西瓜非常美味對吧？西瓜含有大量瓜胺酸這種胺基酸，能讓對身體有害的氨隨著尿液一起排出體外，**所以多吃當令的食物，既能享受食物的美味，還能順便解毒**。

有些人會在吃西瓜的時候撒鹽，這是十分合理的吃法，因為西瓜含有豐富的鉀，所以吃西瓜會讓身體的鉀變多。前面提過，我們的身體會自動調節鉀與鈉的比例，所以鉀變多就等於鈉不足，而且在炎熱的夏天很容易流汗，鈉也很容易跟著流失，所以撒鹽可幫助我們補充鈉，讓體內的鉀與鈉保持平衡。

以前的人是因為覺得西瓜不夠甜才撒鹽，但這種吃法反而對身體最為理想。

白蘿蔔的季節是冬天。冬天不容易流汗，所以身體的解毒功能會跟著衰退，此時若攝取具有優異解毒功能的白蘿蔔，就能幫助身體解毒。這當然也是攝取當令食材所能得到的好處。

●多攝取植化素

我們都知道五大營養素分別是醣類、脂質、蛋白質、維生素與礦物質，至於第六大營養素則是膳食纖維。在此要介紹被喻為第七大營養素的植化素，也被稱為植物化學物。

植化素是蘊藏於蔬菜、水果的色素成分或辣味成分中的抗氧化物質，能幫助我們去除造成老化與疾病的活性氧，還能幫助腎上腺保持健康。

其實常見的食物或是飲料都含有植化素。比方說，胡蘿蔔、南瓜的胡蘿蔔素、菠菜或綠花椰菜的葉黃素、番茄的茄紅素、藍莓的花青素，以及茶葉的兒茶素都是具代表性的植化素。

意思是，多吃當令食物，就能充分攝取這些植化素。

【當令食物一覽】

春＝高麗菜、洋蔥、蠶豆、馬鈴薯、四季豆、竹筍、草莓、海瓜子、鰹魚、鯛魚等。

夏＝小黃瓜、番茄、茄子、玉米、毛豆、秋葵、哈密瓜、西瓜、竹筴魚、星鰻等。

秋＝香菇、胡蘿蔔、地瓜、芋艿、栗子、葡萄、蘋果、秋刀魚、鮭魚、鯖魚等。

冬＝白蘿蔔、菠菜、白菜、牛蒡、小松菜、蜜柑、鰤魚、螃蟹等。

總結

享受當令的食物，幫助身體解毒！

顧好小腸與大腸

●解決便祕，打造持續排出毒素的體質

近年來，腸道環境蔚為話題，腸道菌群這個說明腸道具有多種細菌的名詞也變得耳熟能詳。讓腸道的好菌變多固然重要，但是**要讓負責吸收營養的小腸保持健康，就得避免小腸發炎**。

前面也提過，讓小腸發炎的凶手就是念珠菌。如果小腸健康，念珠菌的數量就不會太多，但是當小腸發炎，念珠菌就會大量繁殖，一旦小腸因此持續發炎，

就會發生前面多次提及的腸漏症，毒素也會流入血管。

容我重申一次，要讓小腸保持健康，就得盡量避免攝取麩質或砂糖這類念珠菌最愛的食物。

許多人都有便祕的問題，從解毒的觀點來看，這是非解決不可的，因為體內的有害物質約有6～8成會隨著糞便排出體外（剩下的是透過尿液、汗水與體毛排出）。**如果長期便祕，毒素就無法順利排出體外，身體就會跟著發炎，出現各種不適症狀**。

腎上腺疲勞的症狀之一就是便祕。換言之，只要依照前面提到的方法，**透過飲食照顧腎上腺，就能連帶改善便祕，讓每天排便順暢，打造能順利排出毒素的體質**。

總結

透過飲食改善腎上腺疲勞與便祕的問題。

讓餐桌變得色彩繽紛

●不用想得太複雜，多攝取各種顏色的餐點

我們都知道，腎上腺若是健康，大腦就跟著健康，所以到目前為止，介紹了不少讓腎上腺保持健康的飲食方法，也介紹了會讓腎上腺疲勞的飲食方法。

有些讀者可能會覺得「這也不能吃，那也不能吃的話，好像很難實踐耶，我也就罷了，如果連家人都不能吃喜歡的食物，那豈不是太可憐了嗎？我們家大概只能把麵粉製作的麵包換成米粉製作的麵包吧……」，越是凡事鑽牛角尖的人，越

有可能出現腎上腺疲勞的問題，若是因此造成大家的煩惱，真的非常抱歉。

若一開始就要遵守本書介紹的每一種方法，恐怕會非常痛苦，所以建議大家先避吃一、兩樣不理想的食材，同時試著讓餐桌變得色彩繽紛，**光是讓容器充滿綠色、黃色、紅色的食材，就能大量攝取各種維生素、礦物質與抗氧化物質**。

雖說是色彩繽紛，但不太需要為了一種顏色，特別準備一種料理。比方說，筑前煮這種原本顏色就很多種的料理就很方便，當然也可以準備具有各種湯料的味噌湯，或是把冰箱裡面的蔬菜切掉根部，再拿來煮湯。就算只是將番茄與高麗菜裝在盤子裡，然後再撒鹽與淋點橄欖油，也都能幫助我們攝取不同的營養。

總之，**增加料理的顏色就能攝取各種營養**，建議大家不要想得太複雜，透過這種方法攝取不同的營養吧！

總結

光是增加料理的顏色，就能大量攝取營養！

大腦會在睡眠的時候解毒

●睡眠是讓大腦快速解毒的免費藥方

最基本、最基本的健康祕訣就屬睡眠，不管每天做了多少有益健康的事情，只要沒辦法每天晚上睡個好覺，效果就會大打折扣。美國有「**睡眠是免費的藥方**」這句俗諺，我們當然也要讓這個藥方發揮最大的功效。

睡眠本身就是大腦解毒的過程。眾所周知，淺層睡眠又稱為快速動眼期，而讓大腦完全休息的深層睡眠又稱為非快速動眼期。最近發現當我們進入非快速動眼期，在大腦周圍到脊髓一帶循環的腦脊髓液就會清洗大腦。

不管是哪個國家的人都莫名習慣睡在枕頭上，其實這是讓腦脊髓液清洗大腦，幫助大腦解毒的行為。簡單來說，當我們睡在枕頭上，腦脊髓液就會隨著地心引力從脖子流到脖子下面。**一般認為，只要能進入非快速動眼期，讓自己睡個好覺，就能幫助大腦解毒。**

睡眠時，人體會分泌成長激素修飾身體組織，所以再怎麼忙碌，也要盡可能睡飽，最晚應在深夜12點的時候熟睡。

●不要玩電腦或智慧型手機玩到半夜

相信大家都聽過褪黑激素這個名詞，目前已知的是，這種於大腦松果體製造的激素與睡眠息息相關。想必大家都有過在早上感受到從窗戶射入的光線而自然醒來的經驗，這就是光線造成的刺激由生理時鐘傳至松果體，讓褪黑激素的分泌量減少，使我們在早上醒過來。

目前已知的是，白天的時候，褪黑激素的分泌量會減少，但是到了晚上，分泌量會增加10幾倍，由此可知，光線與褪黑激素之間存在著某種關係，這意味著**當我們在半夜接收到很亮的光線，褪黑激素的分泌量就會減少**。

在太陽下山到睡覺之前的這段時間，我們通常會開燈讓房間保持燈火通明，此時**建議大家將燈光調暗一點，並換成暖色燈光，不要使用光線白熾強烈的日光燈或LED燈，才能在睡覺之前，分泌足夠的褪黑激素**。此外，也不要到了半夜還在看電視或是玩電腦，因為眼睛持續接受光線也會導致褪黑激素減少分泌。

尤其已經躺上床，還一直滑手機的話，就很有可能在褪黑激素分泌不足的情況入睡，所以**強烈建議大家戒掉睡前滑手機這個壞習慣**。

●寢室盡可能保持昏暗的狀態

前面多次提到的**皮質醇與褪黑激素也有關係。由腎上腺分泌的皮質醇會在早上大量分泌，到了晚上便慢慢減少，褪黑激素則是在環境變暗的時候開始分泌，**

然後在我們睡覺的時候大量分泌，所以這兩種輪流在日夜分泌的激素讓我們的生活得以維持規律。

褪黑激素會在環境明亮的時候減少分泌，而皮質醇則是在環境明亮的時候增加分泌，所以要想**提升睡眠品質，請讓寢室盡可能保持昏暗。腎上腺疲勞的患者通常是夜貓子**，因為本該在晚上減少分泌的皮質醇大量分泌，導致他們沒辦法好好入睡。

許多腎上腺疲勞的患者會從晚上11點後變得活力十足，但這會讓腎上腺變得更疲勞。**建議這類患者在晚上10點或是10點半入睡，切換成早睡早起的生活，腎上腺才能休息**，也才能讓大腦解毒，還請大家務必試試這種生活模式。

總結

為了幫助大腦解毒以及讓腎上腺休息，養成早睡早起的習慣吧！

盡可能選擇自然的生活方式與天然的食物

●自然的生活方式是擁抱健康的捷徑

本書以「替大腦解毒來擁有健康生活」為主題，介紹了大腦與腸道之間的關係有多麼密切，以及讓腸道保持健康的方法，同時也提到腎上腺與大腦、腸道的關係十分緊密，以及讓腎上腺保持健康的方法。雖然介紹了很多內容，但總括一句話，就是希望大家能**找回人類最自然的生活方式**。

意思就是，**一到晚上就睡覺，然後在早上起床，多吃有益健康的食物，不要**

讓多餘的毒素進入體內，我們的身體就能自然而然恢復活力。

在此要為大家總結一些找回這種生活方式的重點。

❶ 攝取會腐敗的食物

只要是生鮮食物就會慢慢腐敗，這是再自然不過的事情，但是這就不利運輸與保存，所以我們會透過各種添加物讓食物不會腐敗。**雖然這麼做能讓食物更方便運輸與保存，卻會讓身體攝取人工添加物，所以才建議大家從這種攝取人工添加物的生活，切換成在當令的食材還沒腐敗之前就享用的生活。**

去郊外兜風時，偶爾會在某些休息站看到在地的新鮮蔬菜，有時候都會因為這些蔬菜太過便宜、美味、色澤豐美、外形誘人而感到驚訝。當令的蔬菜最美味也最營養，所以也最健康。如果不方便去這些休息站購買，不妨試著透過其他的管道購買這些當令食材。如果使用這些食材烹調，就算都煮成和食，也能享受到截然不同的美味，而且怎麼吃都不會膩才對。

2 不要吃加工食品

有些食品的包裝會標示零卡路里，讓我們以為這些食品不會讓人發胖或是能夠避開醣類。或許吃這些食品真的能夠變瘦，但也可能因此攝取多餘的物質。

此外，有些食品包裝會註記減鹽，讓我們以為這些食品能夠降血壓或是減少生病的風險，但是腎上腺疲勞的患者本來就無法順利攝取鹽分，此時若是再吃這類食品，就有可能鹽分攝取不足。所以這種減鹽食品不一定就是有益健康的食品。

人工添加物的種類過多，只有專家能夠記住哪些人工添加物安全，或是哪些人工添加物不能太常攝取。在此要介紹一個最簡單的方法，那就是**看看食品是否標示了一大堆成分，標示的成分越少，代表這項食品的加工程度越低，也是比較安全的食品**。

3 不要過於執著乾淨

眾所周知，日本人是個追求整潔的民族，有些潔癖的人更是常常使用除臭劑、芳香劑或是抗菌噴霧，但往往會適得其反，造成壓力。

其實執著於乾淨，本身就是一件很不自然的事情；因為比起完全無菌的狀態，稍微不衛生的環境反而能促進人體的免疫力與抵抗力，如此一來，就算有一些異物入侵，人體也能消除這些異物的毒性，再排出這些異物。這種生活方式也較為自然。

還請大家**放鬆心情，透過當令的新鮮食材享受美味的和食生活，讓自己晚上睡個好覺，這才是擁抱健康的捷徑。**

總結

放鬆心情，享受美味的和食與睡個好覺最重要！

結語

感謝各位讀到最後。

大家覺得本書的內容如何呢？

當我們設立了日本首見的腎上腺疲勞門診，為許多患者進行治療之後，得出「飲食就是生活」這個結論。

每個人的身體都是由吃進去的東西組成，而當我們的生活太過忙碌，就很難正常地飲食。

當我們不再在乎飲食，就會讓生活變得紊亂。如果發現身體出現毛病或異常，請重新檢視飲食內容，傾聽身體的聲音，多多照顧自己的身體。

一如本書開頭所述，請試著改善飲食內容與飲食習慣，解決腎上腺疲勞的問題，這也是一切的基本。如果是輕度或中度的腎上腺疲勞，通常只需要調整飲食內容就能改善腎上腺疲勞的問題。

本書說過，照顧腎上腺就能幫助大腦解毒，也能延緩老化以及預防失智。

有腎上腺疲勞問題的人，通常都是凡事太過認真的人，總覺得不能逃避痛苦，所以常常把自己逼得無路可走，但其實不用這麼努力。

太過努力的人請務必試著採用本書介紹的方法，讓腎上腺恢復健康，試著替大腦解毒，擁有不會失智，不會老化的人生。

但願本書能讓更多人擁有健康的每一天。

本間良子、本間龍介

◆参考文献

『医者も知らないアドレナル・ファティーグ』
ジェームズ・L・ウィルソン／本間良子訳／本間龍介監修（中央アート出版社）
『老化は「副腎」で止められた』本間良子・本間龍介（青春出版社）
『医師が教える疲れが抜けない人の食事法』本間良子・本間龍介（祥伝社）
『心と脳の不調は副腎ケアで整える』本間良子・本間龍介（祥伝社）
『しつこい疲れは副腎疲労が原因だった』本間良子著／本間龍介監修（祥伝社）
『長生きしたけりゃ小麦は食べるな』本間良子（アスコム）
『ボケない人がやっている脳のシミを消す生活習慣』本間良子・本間龍介（青春出版社）
『「副腎の疲れ」をとれば老化もボケもくい止められる！』本間良子・本間龍介（ＰＨＰ研究所）
『抗加齢専門医が毎日やっている「脳の解毒」で一生ボケない脳になる！』
本間良子・本間龍介（ＰＨＰ研究所）

〈作者簡介〉

本間良子

Square clinic院長。日本抗加齡醫學會專科醫師、評議員、美國抗加齡醫學會成員、美國發展遲緩兒童生物治療學會成員、日本醫會合格產業醫師、日本內科學會會員。自聖瑪麗安娜醫科大學畢業後，於該大學醫院綜合診療內科服務。由於幫助丈夫度過腎上腺疲勞的生活，便試著活用這些經驗，以及利用在美國學到的抗老醫學提供營養諮詢服務。共同著作包含《利用抗加齡專科醫師每天都在做的「大腦解毒」就能一輩子預防失智！》（PHP研究所）與其他。

本間龍介

Square clinic副院長。醫學博士、日本抗加齡醫學會專科醫師、評議員、美國抗加齡醫學會成員、美國發展遲緩兒童生物治療學會成員、日本醫會合格產業醫師、日本內科學會會員。自聖瑪麗安娜醫科大學畢業後，於該大學大學院醫學研究所畢業。因為自己曾為了原因不明的疲勞感所苦，便師從提出腎上腺疲勞這個概念的威爾森博士，開設日本首見的腎上腺疲勞門診，每天推廣腎上腺保養的概念，以及診治腎上腺疲勞患者。

吃對了不癡呆

預防失智症的最強大腦解毒飲食法

出　　版／楓葉社文化事業有限公司
地　　址／新北市板橋區信義路163巷3號10樓
郵政劃撥／19907596　楓書坊文化出版社
網　　址／www.maplebook.com.tw
電　　話／02-2957-6096
傳　　真／02-2957-6435
作　　者／本間良子、本間龍介
翻　　譯／許郁文
責任編輯／周季瑩
校　　對／邱凱蓉
內文排版／楊亞容
港澳經銷／泛華發行代理有限公司
定　　價／380元
初版日期／2024年9月

國家圖書館出版品預行編目資料

吃對了不癡呆：預防失智症的最強大腦解毒飲食法 / 本間良子, 本間龍介作；許郁文譯. -- 初版. -- 新北市：楓葉社文化事業有限公司, 2024.09　面；　公分

ISBN 978-986-370-706-6（平裝）

1. 健康飲食 2. 健腦法 3. 失智症 4. 腎上腺

411.3　　113010850